歯科医院経営
実践マニュアル

成功する院長は人間関係づくりがうまい

コーチングのプロが教える リーダーシップとコミュニケーションの極意

クリニカルサポート代表

田中 保次 著

クインテッセンス出版株式会社　2009

Tokyo, Berlin,Chicago, London, Paris, Barcelona, Istanbul, Milano, São Paulo, Moscow, Prague, Warsaw, New Delhi, Beijing and Bukarest

●まえがき

世の中には、成功する人（個人）、成功する会社（組織）など、いつもスイッ、スイッと「うまくいく人たち」がいます。その一方で、なかなか成功しない人、つまり「うまくいかない人たち」がいます。

その差は、なぜ生じるのでしょうか？　それは、人とのコミュニケーションの善し悪しにかかわっているといえます。

医療の現場で、ヘルスプロモーションを実践していくためには、人間関係という、人と人との関係性、つまり信頼関係がなければ、うまくいくものも、うまくいくはずがありません。

そこで、私は「コミュニケーション」に着目しました。コミュニケーションとは人とのかかわりです。成功するかしないか、幸せになれるかなれないか、楽しく仕事ができるかできないかのキーポイントのすべては「人」です。コミュニケーションなきリーダーシップがあるから、リーダーシップが効果的に機能するのです。「コミュニケーション」なきリーダーシップは強権発動」でしかありません。

「コミュニケーション」とは、素直な心による「聴き方と話し方」です。そして「リー

ダーシップ」とはいかに「相手を動かす」ことができるのかが本質ではなく、自らが「動く」ことにより、結果として積極的な組織が生まれることにあります。このことに注目し、一歩入り口に足を踏み入れたときから、ありとあらゆるものが見えてきました。

「スポーツ」の世界で、心・技・体のバランスが大切であるように、「コミュニケーション」の世界においても、心・技・体のバランスが大切であるということに、ある日、気づかされたのです。しかし、コミュニケーションに必要な知識やスキル・心・技・体は、一朝一夕に身につくというものではありません。

私はこれまで、歯科という業界で20年間仕事をさせていただきました。

歯科医院での「治療」と「予防」とは、その人、患者さんの健康を維持・増進・向上していくために、医師と患者さんが、けっして一方通行ではなく、双方向の協力作業というものが必要不可欠です。

コミュニケーションについても、まったく同じことがいえます。

その力（コミュニケーション力）をアップしていくためには、医院主体のプロフェッショナルケアと患者さん主体のセルフケアの組み合わせという対処と予防が、患者さん自身の健康を増進させるように、まずは院長自身が頭の整理のために、

・プロのコーチに
・自分だけでは気づかない自分を

・引き出せるよう、話し合うことが大切です。

そして、それがもっとも早く、確実に変化し成果を出すことのできる方法だといえます（プロキュア）。

プロのコーチといっても、何も特定された人物だけではありません。尊敬する人であったり、親や兄弟であったり、学校の先生や先輩であったり、会社の社長や上司であったり、時には親友や恋人の場合もあります。

これらの人たちの中にはネイティブ、もともと先天的に素晴らしい素質をもっているといわれる人たちもたくさんいます。しかし、けっして先天的なものだけでなく、後天的に身につけることができる「トレーニング」こそが、コーチングにおいてもっとも重要なことだと考えます。

そして、自分自身が自ら「気づき」「変化」「進化」し、己（おのれ）を磨き続ける、ということが、もっとも大切なことなのです（セルフケア）。

さらに可能であるならば、定着するまで、そして定着した後もかかわり続けることも、パートナーとして、人とかかわるコーチという役目において大切なことです（プロケア）。

私は、今回これまでコーチとしてクライアントとのかかわりの中で、自分自身の考えを少しずつあたため、試行錯誤して、まとめさせていただいたものを、「Drive Communication」として、いかにやる気を引き出し、それを実行に移していくのかをお伝えしたいと思い、

ペンをとらせていただきました。

この「Drive」とは、【やる気】【積極性】【行動力】という意味が含まれています。

この本を手にとっていただいた方には、ただ読んでいるのではなく、ほんの小さなことでいいから、何かの「行動」を起こしていただき、歯磨きならぬ心磨きとしての第一歩を踏み出し、是非とも実践していただければと願っています。

歯科では、まだまだ定着していない、本当の意味での「コーチング」という分野で、私がこれまでやってこれたのも、今日まで支えていただいたクライアントの方々や応援していただいた多くの方たちのお陰です。

心から御礼申し上げます。

この本を手にとっていただいた先生方の人生が、ますます豊かで幸せになること、そしていつも笑顔でいられることをお祈りしています。

いつの日か、直接お逢いできることを楽しみにしています。

平成21年1月吉日

田中　保次

目次

●もくじ

プロローグ　予防とは何のためにするもの？　治療とは誰のためにするもの？／13

第1章　院長が身につけるべき　心（HEART）の章／17

1　コミュニケーションに素直さが必要なわけ／18
2　想いはなぜカンタンに実現しないのか？／24
3　チームの理念と個人の使命～志を明確化するために体系化するツールが必要～／27
4　やる気が行動に結びつかない本当の理由／32
5　教育から共育へ～一方通行で育むことから双方向で築く～／35
6　コミュニケーションの基本は愛拶に始まり愛拶に終わる～／37
7　スタッフを育てるたった2つのすごい方法～優しさ・厳しさ・楽しさの要素を持つことの意味～／39
8　独りでより一緒に～気づきから築きへ～／42

7

9 自分は今、どこにいるのか現在位置を確認～学習には段階があるということを知る～／44

10 自分とのコミュニケーションは意識と無意識とのキャッチボール／48

11 わかっているつもりの意識とわかっている無意識／51

12 コミュニケーションは距離感を保つこと／54

13 "病と気" ～心の距離と大きさについて検証する～／59

14 "生業から企業へ" ～働くということの意味と意識～／61

15 仕事とは、すべての人たちがサポーターである／64

16 メンタルトレーニングは本当に有効なのか？／67

17 ストレスをパワーに変える方法／76

18 コミュニケーションで怒りを込めない／79

19 1人のバランスが全体のバランスに！／81

20 より完全を目指すが完璧を求めすぎない／83

8

目次

第2章 院長が身につけるべき 技（ART）の章/85

1 考え方というスキルを持つ/86
2 "誰が"より"自分"が！ 自立の心を持て/90
3 ほんの少しの「勇気」をもって「行動」を起こす！ 積極的な心を持つ/93
4 「なぜ？」を常に意識する！ 向上する心を持つ/96
5 「ありのまま」の自分自身にウソをつかない！ 素直な心を持つ/99
6 「思います」を「やります」に！ 決断の心を持つ/101
7 「やるぞ」という内からエネルギーが湧いてくる！ 本気の心を持つ/102
8 やり方という技を知り、方法という技を活かす/105
9 コミュニケーション力を強化する6つの道具の活用！/107
10 〈tool 1〉カウンセリングツール【聴く】/109
11 〈tool 2〉コーチングツール【導く】/111
12 〈tool 3〉コンサルティングツール【提案力】/118
13 〈tool 4〉プレゼンテーションツール【伝える】/119

第3章　院長が身につけるべき　体（BODY）の章／129

1　行動することでやる気を継続化させる／130
2　プラスの言葉づかいがうまくいかない理由〜言葉のあり方と伝わり方を知る〜／132
3　話すとは音で理解するコミュニケーション／135
4　"書く"とは"見えるもの"にすること〜見える化の極意〜／136
5　毎日実行する人は必ず成果を出す／138
6　目標設定の落とし穴！どうすれば夢を達成できるのか／140
7　夢を目標に、目標を予定（スケジュール）に変えて実現する〜ビジョンシートと手帳の活用法〜／143

14　〈tool 5〉リーダーシップツール【動かす】／121
15　〈tool 6〉マネジメントツール【任せる】／124
16　褒めてもコミュニケーションがうまくいかない本当の理由／125
17　褒めることの意味と方法について／127

目次

8　夢が生まれる背景にあるもの／146
9　笑顔が生み出す本当の力と意味について／147
10　人生とチームは掛け算／153
11　トレーニングとは修業と修行のバランス力／155
12　信頼（築く）とは自信と頼るココロ／158
13　人生とはライフトレーニング、ココロの大掃除を実践しよう／160
14　育てるという本当の意味〜文化を育て、後世に残す〜／162
15　メイクアップアーティストに学ぶ〜コミュニケーションの関係性〜／164
16　タイミングとはチャンスである／165
17　人とのつながりを大切にする／167
18　"変わる"ってどういうこと？／169
19　習慣とは"心技体のバランス"をクセにすること〜Habit 輝く医院を創る習慣づくり〜／171
20　スタッフモチベーションアッププロジェクト〜ある医院の取り組み〜／173

《参考》クライアントからの手紙・アンケート回答〜自分が変われば相手が変わる〜／179

プロローグ

●プロローグ／予防とは何のためにするもの？ 治療とは誰のためにするもの？

「歯科医院にとっての予防って、何のためですか？」
「歯科医院にとっての治療とは、誰のためにするのですか？」

もし患者さんから、こんな哲学じみたことを聞かれたら、先生方はどう答えるでしょうか。

私は約8年前の2000年に「ヘルスプロモーション」という言葉を初めて耳にしたときから、自分自身の今まで考えていた医療に関する予防とは何か、治療とは何か、という概念がガラガラと音をたてて崩れていったことを、最近のように鮮明に覚えています。いえ、もしかすると明確な概念など、もともと自分にはなかったのかもしれません。

当時、「これからの歯科医院は予防の時代だ！」とか、予防という看板を前面に押し出していこうとする医院が軒並み増えていきつつあることに、何となくですが、違和感を持っている自分がいました。

本当の意味での予防とは、治療とは何なのか？
何のために、そして誰のためにするのか？

この命題に対してゴールに行き着くまでには、長い長い旅路になることは覚悟をしているつもりでした。道は思ったより険しく、かなり遠く、遥か先の目標へ向けて……。今思

えば、8年前のあの時、知らず知らずのうちに目標に向けて歩み始めていたのです。

そして2008年、自分自身にとって「ヘルスプロモーションとは何か！」というひとつの区切りとして、このことを、どうしても1人でも多くの人に伝えたい、自分自身のためにもまとめてみたい！　そんな心の奥の底から湧き上がってくるような、熱い想いからこの本はスタートしました。

私のこれまでの20年間の歯科という業界の中での経験・体験、そしてコーチングのコーチとしてさまざまな人たちと、専門的にかかわってきた効果や成果と想いや考え方を、少しでも共有し、先生方のお役に立てることができれば幸いです。

そこで、私がコミュニケーションのことを学び、実践していく原点となった「ヘルスプロモーション」について、少しお話ししていくことにします。

ご存知のように、ヘルスプロモーションとは、1986年、世界保健機構（WHO）がカナダのオタワ憲章として掲げられた政策で、「人々が自らの健康をコントロールし、改善することができるようにするプロセス」という定義です。

歯科では、治療や予防的アプローチにおいて、早期発見、病態停止、健康学習、QOL（クオリティ・オブ・ライフ）対策が、来院者にとっていかに大切なことかを、医療者側と患者側がお互いに理解するために、意志疎通がうまくいかなければなりません。

プロローグ

そして、このことをより深く理解してもらうために、
● いかにわかりやすく
● 患者さんや来院者に
● 働くスタッフ全員に
● システマティックに

伝えていくには、コミュニケーション（関わり）とリーダーシップ（行動）を極める、身につけるということが、どうしても必要であることに気づきました。

そのためには、まず己が己を知り、けっして付け焼刃、一時的なものでもなく、しっかりと身につけること、それを何度も何度も繰り返すことにより、自分のものにできることに焦点をおく「コーチング」が有効かもしれないと、はじめは半信半疑でスタートしました。

しかし、現在（いま）は確信しています。コーチング、コーチという仕事・立場が、医療者と患者さんのコミュニケーションを円滑にするためには、どうしても必要なのです。

最近では、医療者と患者さんとのコミュニケーションは、薬剤・処置・手術に次ぐ、第4の医療技術として、患者さんのQOLが重要な規定因子であるという認識が一般化しつつあります。

欧米では、医療のコミュニケーションに関する研究や必要性、重要性が広く認識され、相当頻繁に医療者と患者さんとのコミュニケーションに関する論文も発表されています。

本書は歯科医療におけるコミュニケーションとリーダーシップについて、業界20年の経験における観点や実践から書きあげたものです。

ヘルスプロモーション（Health promotion）とは、人びとにとって、健康という資源を守り、活かし、育んでいくということが主体と考えます。そして、時代はハピネスプロモーション（Happiness promotion）へとすすみ、自らの幸せを育み、大切な人の幸せを育んでいくことが大きなテーマになってきています。

そのためには、コミュニケーション＆リーダー力を伸ばし、磨き、身につけるというトレーニングがこれからも必須です。

健康とは、幸せな生活を送り続けていくための大切な資源です。

ヘルスプロモーション＋ハピネスプロモーション

私にとってこの両輪こそが、生活の質というQOL向上の原点です。

本書を読んでいただいた多くの方が、歯科医療という実践の場において、さらに日常生活の中において、お役に立てたらこんなに嬉しく幸せに思えることはありません。

第 1 章

院長が身につけるべき 心（HEART）の章

1 コミュニケーションに素直さが必要なわけ

コミュニケーションにおいて、もっとも重要なのは【心（HEART）】です。

そんなことは知っている、なにを今さらとお思いでしょうか？

しかし、この当たり前の中の当たり前の中で起こること、思ったことが、なかなか行動に移せないのです。

そして、心・技・体の【体】の部分、想いをなかなかうまく表せない、表現できないことが今、問題となっています。つまり、心を磨き、つくりあげて、カタチにしていく前提ができていないということです。

それは、心を磨く前段階の「心得」ができていないからなのです。心得とは考え方ですから、心・技・体の【技】の部分です。

これらのことから、コミュニケーションとは、何より**心・技・体のバランス**がとても重要だということを、まず理解してください。

「自分には、今、何が足りていないのだろう？」

「足りない部分、ギャップを埋めるには、具体的に何をすればいいのだろう？」

第1章　院長が身につけるべき　心（HEART）の章

「この部分は良いが、もっとそれを伸ばすためには、どうすればいいのだろう？」

などなど……。

そのためには、なんといっても**「素直さ」**が**最重要**です。

さて、なぜ「**素直さ**」がそれほど重要なのでしょうか？

「のっけからそんな単純な話を！」と、どうか侮らないでください。皆さんも一緒に考えてみてください。この本は、けっして私が一方的に言いたいことをいい、書きたいことを書くだけの本ではありません。

もとより、自分自身が何度も読み返したいと思える、そんな本でありたいのです。今、読んでいただいている皆さんとの対話が、イメージできる本にしたい——つまり、この本を通じて、皆さんとの双方向のコミュニケーションをとりたいのです。

そして、この本そのものが、コーチとしての役割をもつものになれば最高ではないかと思っています。

そのためには、今、この本を読まれている皆さんの想い・姿勢・取り組み、つまり「**素直さ**」があることによって、本の価値を何倍も何十倍も、いや何百倍も活かすことが可能になるはずです。

しかし、逆も真なりで、仮にいくら本の内容が素晴らしいものであったとしても、読み

手の姿勢しだいで、この本があなたにとって、何の意味もなくなってしまうことも確かなのです。

では、「**素直さ**」とは、具体的にどういうことなのでしょうか？

私の思う素直さとは、基本的に2つの意味があります。

ひとつは、自分以外、つまり外からの影響を受けとめることです。自分以外のものすべてといっても、大袈裟なことではありません。外からの影響とは、他者や環境の影響です。

身近な他者として、家族の影響、職場仲間の影響、友人の影響、恋人の影響などがあり、環境として、モノやお金、自然などの影響があります。そして、院長にとって何といっても患者さんやスタッフとの関係性が、もっとも大きい影響といえるでしょう。

人は、時に他者や環境に左右されたり、知らず知らずにコントロールされる生き物です。

しかし、人類が生き残ってこれたのは、この環境というものに適応、順応するという術を大昔から学び、身につけてきたからに他なりません。

太古の恐竜のように、いくら強靭な強さを持った生き物でも、順応できないものは滅びていくのが現実です。

そして、この順応という意味からも、社会や組織の中で、人間関係やコミュニケーションを円滑にするためには、他者を「**受けとめる力**」を持つことが、とても重要な意味をも

20

第1章 院長が身につけるべき 心（HEART）の章

たらします。それが、私の思う第一の「**素直さ**」のことです。

もうひとつは、**自分としっかりと向き合う**ということです。これは言葉でいうほど簡単なことではありません。しかし、自分自身に「**素直な気持ち**」になれないのに、どうして家族や職場の仲間、他人に素直になれるのでしょうか？

一般的には、ひとつめの素直さは理解してもらいやすいかもしれません。

「もっと素直になれよ！」とか

「他人の意見、話を素直に聞けよ！」とか……。

私自身も昔、親や上司や先輩に、耳にタコができるほどよくいわれたセリフです。今思い起こすと、実に頭のイタい言葉です。

しかし、2つめの「**自分自身に素直になる**」とは、普段じっくりと腰を据えてまで見つめていない自分と、改めて向き合うということです。確かにそれは、なかなかカンタンにできることではないでしょうし、自分と改めて向き合うなんて、そんなことにさえ**気づかないこと**のほうが多いのかもしれません。

ですが、自分に対して改めて向き合い、素直になるということは、**自分自身の「成長・成幸」**にとって**けっして欠かせないもの**です。

本当の意味で、自分自身に対する「素直さ」というものがないと、

前へ行こう！

21

向上しよう！
プラス思考になろう！
と心の中でいくら思おうとしても、自分でも気づかないうちに自分自身にブレーキをかけて、ストップしてしまうことになるのです。

少し傲慢に聞こえるかもしれませんが、私は、クライアントになっていただく方かどうかを選択させていただくときに、「**これだけは！**」という、たったひとつの条件があります。それがこの「**素直さ**」なのです。

クライアント自身に、この「**素直さ**」がないと、わざわざそのために時間をとっていただき、命をかけてもらい、高額なコーチ料を払ってまで、コーチを受けていただいてコーチングをする意味がなくなるのです。

これは、お互いにとっての損失です。

実はそのために、今まで失礼ですが、お断りさせていただくこともしばしばありました。正直にいいますと、ビジネスですので、仕事を請けさせていただければお金にもなります。中には「お金は払うのに、どうしてやってくれないんですか？」と詰め寄られたことも何度かありました。

しかし、自分にとってのこだわり・信念・誇り・理念に反することはやらないと決断し

第1章　院長が身につけるべき　心（HEART）の章

てきました。今までやってきたことを、改めて思えば、その当時まだ短くて細い幹でした
が、しっかりとした軸が己にあったからこそ、現在の自分があるのだと確信しています。
ですからコミュニケーション、人間関係においての第一歩として、ぜひこの「**素直さ**」
を忘れないでいただきたいと思います。

事実、私が思う素直なクライアントの方々が、次のような医院での結果・成果を出され
ています。

★レセプト枚数1ヵ月平均300枚UP！
★自主退職者2年間ゼロ！（以前は毎年頻繁に退職者が続出していた医院）
★月間レセプト枚数過去最高1300枚！
★月間自費収益1千4百万円達成！
★年間売上実績過去最高1億3千万円突破！……等々
※いずれも大型医院ではなく、チェア台数4〜5台までの医院

この実績は、すべてクライアントの「**素直さ**」がベースになっているからこその結果・
成果なのです。

2 想いはなぜカンタンに実現しないのか?

歯科医師として、誰もが理想の医院、理想の人生を夢見て開業します。

「こんな医院にしたい!」「これだけ収入を上げたい!」「こんなスタッフに働いてもらいたい!」「**医院全体をスキルアップしたい!**」

このように、さまざまな目指すべきゴール、理想とする組織、理想とする自分を、人はいつもイメージしています。しかし現実は、なかなか思ったような理想の組織や自分とは違っていて、理想と現実のギャップが必ず生じます。

では、なぜこのようなギャップを埋めることが、カンタンにできないのでしょうか?

それは、想いをカタチにするための【自分自身の武器】を持っていないからです。

今までコーチングの相談を受けていただいた先生方の中にも、

「目標は○○なんだけど、なかなかね〜!」

「本当は△△したいんだけど、うまくいかなくてさ!」

「□□と、どうやってコミュニケーションをとっていいのかわからないんですよ〜」

とこんな感じで、最初はほとんどの先生が、漠然とした内容の相談なのです。

24

第1章　院長が身につけるべき　心（HEART）の章

この本を読まれている先生の中にも、目標達成や願望実現のためのセミナーや勉強会に一度は行かれたことがあると思いますし、そういった本も読まれていることでしょう。

今までに参加されたセミナーや本を読まれた方の中にも、想いを実現するためのノウハウやテクニックなどを聞いたり、読まれたこともある、そしてそれを何度か実行に移そうと、あるいは移したこともあるかもしれません。しかし、なぜその目標は最後まで達成・実現しなかったのでしょうか？（着々と実現されている先生には申し訳ありません）

それは何度もいいますが【自分自身の武器】を持っていないからなのです。正確には、その武器を「**自分のものにしていない**」ことに問題があります。

ここでいう武器とは**道具**のことです。道具とは、つまり【技】のことです。

コミュニケーションは心・技・体のバランスが重要ですので、想いをカタチにするための**道具**【技】が必要なのですが、それは後々触れていくとして、武器を使うにしても、その前にしっかりとした想い【イメージ】ができていないと、せっかくの素晴らしい武器も宝の持ち腐れになってしまいます。

私の考える想い【イメージ】とは、**ひらめきや発想、想像力や感性**のことです。ありのまま、思ったこと、感じたことを大切にするという**感じる力**です。

自分自身が素直に感じたこと、思ったこと（観念）を筋道が立つ想い（理念）にして、より深く心に刻み込む（信念）ことが重要です。つまり、自分自身の想い（感じること）

25

を実現化するための第一歩として大切なことは、

観念（想い）→ 理念（考え）→ 信念（体得）

として創り上げることです。少し難しい話をしてしまいましたが、私の尊敬する元公立中学陸上コーチの原田隆史先生に、

「想いは、定期的に手入れをしないと枯れて腐る！ だから常にイメージ（想像）し、目標設定し、日誌を書くことが大切なんや！」

といつも教えていただいたことを、この仕事を始めてからは、日に日に実感しています。想いは、常に想像し、創造する、創り続けていくことが大切なのです。

そして、ひょっとするとどこかで聞かれたことがあるかもしれませんが、本当に大切なのは、イメージはイメージでも自分自身に対する「セルフ・イメージ」です。

人は、自分に対するイメージを「レッテル」として無意識のうちに固定してしまいます。のちほどモチベーションスキルの中でお話ししますが、この自分自身の「レッテル」というほど勝手な思い込みこそが、院長として「素晴らしいリーダー」となるかならないかを決定づけてしまうほど、重要であるということを覚えておいてください。

次項では、その想いを明確にするために、医院を経営する上においても、患者さんやスタッフとの人間関係を築いていくためにも、大切な理念の体系化について詳しくお話していきましょう。

第1章　院長が身につけるべき　心（HEART）の章

3 チームの理念と個人の使命
～志を明確化するために体系化するツールが必要～

私の考える医療従事者とは、医院を経営する人、医院で働く人、医院にかかわる業者の方々です。これらすべての人たちが「医療従事者だ！」という意識を常に忘れないでもらいたいと思っています。

そして、明確な理念を胸に抱き、常にエンドユーザーが患者さん・来院者であるということも忘れないでもらいたいのです。

これは、私自身がかつてディーラーの仕事をしていた時代に、ある先生からいわれた言葉が、すごく心に残っていて、強い信念として刻み込まれているからです。

それは次のような言葉でした。

「**田中さん、あなたが納品する機器・材料・薬品、すべての商品というモノが、その先の患者さん・来院者という人に使われているということを常に忘れないでいてほしい**」

私は、その当時、この言葉を聞いて全身に電流が走りました。いえ心の中までビリビリときたことを、今でもハッキリ覚えています。

ものすごく当たり前のことなのに、営業という仕事をいつのまにか義務のようにこなし

27

ていたことを、そして商品をモノとしてしか扱っていなかったことを、その先に人がいることを、自分の心に対し、大変恥ずかしく情けなく思ったことを、今でもハッキリと脳裏に焼きついています。と同時に、感動のあまり震えたことも忘れてはいません。

本来は医療という分野だけではなく、会社やお店、どんな仕事においても、同じことがいえるのではないでしょうか。

私たちは仕事をする上で、人としてもっとも崇高なひとつの想いを実現するために生きています。だからこそ、理念というものが大切なのです。

では、「明確な理念」とは、どんなことなのでしょうか？

それは、できるだけシンプルに、それこそ小学生にもわかるような、たったひとつの大切な想いを、ハッキリとした「言葉」にすることです。

私が普段、院長先生のために使用しているツールは、理念を示し体系化するロジカルシンキング（論理的思考）です。

ロジカルシンキングとは、【図表1】のように、ひとつの想いAに対して、いくつかの柱B・C・D（大切にしていること）があり、その柱の内容を具体的に実践していくにはどうすればよいかを書き出し①〜⑨、自分自身の頭の中を整理する思考法で、他者にも容易に説明することができるようになるツールです。

28

第1章　院長が身につけるべき　心（HEART）の章

〔図表1〕　　　　　　　　コンセプト理念軸
〔想い〕〔柱：大切にしていること〕〔柱の内容を具体的に実践していくには…〕

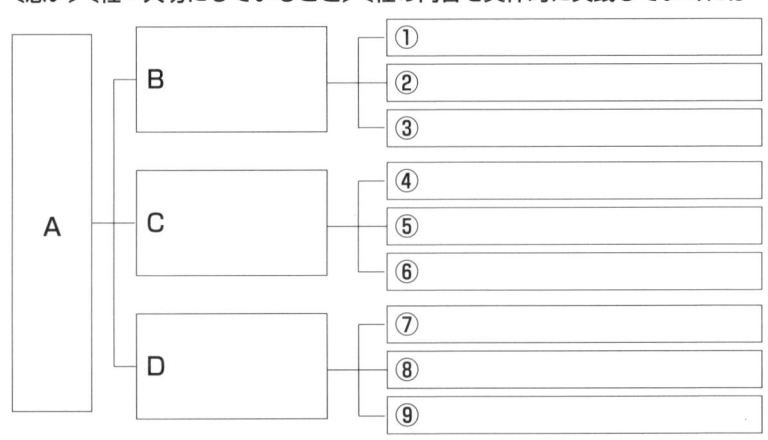

ある医院のケースを紹介しましょう。

Aの箱には思いやりがいっぱいの歯科医院の文字が入ります。つまり、歯科医療という仕事を通じて、来院者・患者さん・地域の人たちに【思いやり】をもって接すること、これがこの医院の理念です。

そのために必要なもの、大切にしているものが——

B　患者さんへの配慮
C　スタッフへの感謝
D　心のゆとり・向上心

また、3列めの具体的な行動に関していえば——

①には、目を見て笑顔で挨拶する
②には、患者さんを快く受け入れる
③には、患者さんの想いを聴き、受けとめる

29

このように、ロジカルシンキングを使うと、AからBへ、Bから①②③へ、あるいは①②③からBへ、BからAへと、どちらから見ても双方向に関連ができ、何のために、想いや柱や行動があるのかが明確に頭の中で整理できるため、自分の想いを自分自身で理解して活用できます。

ⒶⒷⒸや①②③の文言を読んで、きっとほとんどの人が「当たり前のことだし、こんな単純な表現で……」と思ったことでしょう。しかし、一見シンプルに見えるこの単純化した文言だからこそ、院長やスタッフにとって覚えやすく、実践しやすい生きたホンモノの理念として活用できるのです。実はこの理念をここまで完成させるためには、わざわざ長い期間をかけて、本当にスタッフ全員がしっくりくるまでトコトン話し合い、完成させているのです。

院長（トップ）の伝え方やコミュニケーションの方法さえ間違っていなければ、医院の理念・志を明確に、ハッキリさせることによって、組織の団結力は格段に強くなり、必ず高まります。

しかし、ここで注意すべきことは、自分自身が納得していない、しっくりこない理念では、スタッフや患者さんに伝わるはずがありません。そして後述しますが、伝える力はコミュニケーションにとって大変重要なのです。

30

第1章　院長が身につけるべき　心（HEART）の章

これは、実際にある、2つの同じような規模の医院のお話ですが、理念がしっかりと体系化された医院と、理念がぼんやりとはっきりしていない医院とでは、数ヵ月後にはチームの団結力がまったく違う結果を生みました。

2つとも同じような規模で、同じような数値目標を立てていても、達成率はまったくといっていいほど違ったのです。もちろん、理念がしっかりと**体系化されている医院**のほうが、経営も医院の雰囲気も、明らかに何倍も良い結果が出たのはいうまでもありません。

静岡にある聖隷浜松病院の院長・堺常雄先生（2008年いい病院ランキング総合評価第1位）は「**医療を行う上で、もっとも重要なことは理念である。理念を曲げてやるくらいなら、病院をやめたほうがいい。自分たちが何のためにやっているのか！　働かされてやるのではなく希望を持ちたい！**」といっています。

医院経営は、**チームの理念と個人の使命**の両方が大切です。

院長は言葉だけでなく、日々の仕事の積み重ねの中で、絶えず理念を伝え続けることで、少しずつスタッフの皆さんや患者さんに対して浸透し、確固たるものになっていきます。

ですから、即席ではなく、年月をかけてじわじわと組織の中に染み込み、浸透し、習慣化していくものです。

慌てずに、みんなの力、全員の力で創り上げていくと、より素晴らしい理念ができることでしょう。

31

4 やる気が行動に結びつかない本当の理由

皆さんの「**やる気が出る瞬間**」とは、どういった時でしょうか？

人は「**やる気**」(**モチベーション**)が上がるとき、なんともいえない力、エネルギーが湧いてくるのを感じます。

たとえば、

「今日、○○のセミナーに参加してすごく心に響いた！」

「有名な著者の○○という本を読んで、ものすごく感動した！」

「今日、久しぶりに○○さんと会って話をして、あふれんばかりのエネルギーをもらった！」……などなどです。

誰もがその瞬間、ある一定の期間だけは「やる気」が必ずといっていいほどアップします、高揚します、胸が高鳴ります、ワクワクもします。

しかし、その「**やる気**」という気持ちが「**継続**」に結びつかないのは、いったいなぜなのでしょうか？

「やる気」とは「カタチ」のあるものでしょうか、それともないものでしょうか？

32

第1章　院長が身につけるべき　心（HEART）の章

答えは簡単です。この第1章『心の章』では「カタチ」のないものの話を主に書いています。カタチの「ない」ものを「ある」ものにすることがポイントです。

なぜわざわざそれを言葉で表現し、文章で書くことなのでしょうか？

実は、この文章に書くことこそが**「やる気を行動に結びつける」**ための重要な考え方だからです。つまり、カタチのない「やる気」という心を、文章化することで、カタチのある**「行動」に置き換える**ことが重要なのです。

「そんなことは当たり前だろ！」
「今さら、そんなことはいわれなくてもわかっている！」

本当にそうでしょうか？

わざわざこんな当たり前と思われることを、なぜ人はいつも書いているのでしょうか？

人は「やる気」が続かない、なかなか実を結ばないと思っているのには、**重要なわけがある**のです。

それは、何度もいいますが「やる気」というものがカタチの「ない」ものだからです。

カタチの「ない」ものは**「確認」**のしようがないのです。

人は「行動」という実践においてのみ「やる気」が実を結んだ！と実感することができます。

33

要するに頭で思ったり想像する「ない」ものを、身体で表現する「ある」ものとして、**目に見えるカタチ**という「**行動**」に置き換えるのです。その行動の積み重ねこそが「やる気」を継続させるコツです。

しかし、その前にさらに重要なことがあります。

それは、多くの仕事と同様、コミュニケーションにおいても「やる気」を「行動」に置き換えるために【技術】（ノウハウ・テクニック）を知っておくことが必要だということです（第2章『技の章』参照）。

私のクライアントの先生方に、本当の意味で、この【技術】に気づいてもらうのに大変な時間を要する場合があります。

なぜ、そんなに時間がかかってしまうのでしょうか？

それは、冒頭でお話した本当のテーマでもあります。そして、人間は意外に「素直な心」を手に入れるのには時間がかかるからです。

うことと、この本のテーマでもあります。そして、人間は意外に「素直な心」を手に入れるのには時間がかかるからです。

というのも、【心から素直になる】ことがいかに大切であるのかということに意味があります。

コミュニケーションは、心・技・体のうちどれかひとつ、あるいは2つがうまくいっても、3つのバランスすべてが同時にとれていなければ、前へ進めないことに【**気づいて**】ほしいのです。

34

第1章　院長が身につけるべき　心（HEART）の章

5 教育から共育へ 〜一方通行で育むことから双方向で築く〜

私の考えるコミュニケーションとは、自ら**積極的**にかかわっていくスタイルに焦点をおいています。私は、これをアクティブコミュニケーションといっています。

だからといって、ムヤミヤタラに話しかけたりするわけではありませんし、物静かな雰囲気・振る舞いの中にも、積極性を出すコミュニケーションの方法もあります。

クライアント候補（まだ正式なクライアントでない）の先生やセミナーを受講される先生の中にも、時々、何かを持って帰らねば！　とする姿勢は素晴らしいのですが、誤解を恐れず学ぶ姿勢、何かを**教えてほしい**という姿勢が**前面**に出ている先生がおられます。

にあえていわせていただくと、これはあくまで「**受動的**」な姿勢です。

これでは、せっかく夢を叶えるために目標設定をしても、**Drive**のかかりが遅いですし、なかなか一気に**加速しません**。

なぜ、そんなにも積極性が必要なのでしょうか？

人は何かをスタートするとき、はじめの一歩を踏み出すためには思った以上にモノスゴイ力、エネルギーが必要だからです。そのエネルギーが必要なときに、受身の態勢では本

35

当の意味で前へ進むことができません。

では、どういう姿勢であればよいのでしょうか?

それは、自ら「気づいていこう」とする姿勢です。コミュニケーションという姿勢であり、自分の価値の接点を探し出す作業コミュニケーションを放棄している人がどれほど多いことでしょう。

それは、この大切な作業を放棄している人がどれほど多いことでしょう。相性が合わないという人も、いるかもしれません。しかし大切なことは、お互いの共通の価値となるものを、【見つけ出し】【引き出し】【築いて】いくことです。

そのために、目の前の人の「ココロ」に興味・関心をもつこと。つまり、その人のもつ魅力を見つけること、目の前の人の「ありのまま」を見るということです。たとえば、

「この人は、今までどんな人生を歩んできたのだろう」

「どんなことが好きで、得意なことはなんだろう」

「私との共通の価値観は、いったいなんだろう」

そんな素朴な疑問や関心の中に、お互いのキーワードが見つかり、よりよい関係へと発展していきます。このお互いがお互いを育てるという「共育のココロ」を心の中に深く刻んだら、コミュニケーションがうまくいくための第一歩を踏み出したといえます。

6 コミュニケーションの基本は愛拶に始まり愛拶に終わる

コミュニケーションの基本とは、**挨拶に始まり挨拶に終わる**ものです。

私の思うあいさつとは、あい（愛）拶と書きます。挨拶の拶は「**せまる**」という意味です。つまり、**愛情を持って相手に近づくこと**が、心のこもった**本物の挨拶**だといえます。

しかし、コーチングを学びたい、人との関係を良くしたい、コミュニケーション力を身につけたいという人ほど、不思議なことに、この「愛拶」さえ満足にできない人が多いことに驚かされます。

基本中の基本、挨拶がしっかりと身についていないのに、なぜその先の応用が身につくのでしょうか？

物事はいかなることでも、基本がなっていなくては応用・変化・進化という成長はありません。

天下の茶人千利休は「規矩作法　守りつくして　破るとも　離るるとも　本を忘るな」といいました。これは、

基本を守り、基本から応用を見出し、自分の型を見つける

それでも、**基本を忘れるな**という意味です。

いつの日も地道ではあるが、基本を忘れず、繰り返し繰り返し続けることこそが、夢を叶えるための最短の道なのです。

一日は、朝の「**おはよう**」の挨拶に始まり、そして夜寝る前の「**おやすみ**」の挨拶で終わります。

診療所に着いた瞬間の「**おはよう！**」の挨拶に心が込もっているのかどうかで、その日一日の充実感・幸せ感が違ってきます。

そして、診療終了の「**お疲れさま！**」にこそ、魂を込めて**スタッフを送り出してください。疲れているからこそ、一日のねぎらいを心を込めた言葉にしてみてください。言葉には、いつもその人の魂が宿っています。**私はいつもそう思うのです。そのたったひと言に心を込めることができないで、何がコミュニケーションかと。

「おはよう！」「お疲れ！」の**たったひと言**に、その人の「**想い**」**が表れる**のです。

今から、今日から、明日から、たったひと言されどひと言です。心・魂・想いを込めた愛挨を始めてみませんか。

第1章　院長が身につけるべき　心（HEART）の章

7 スタッフを育てるたった2つのすごい方法
～優しさ・厳しさ・楽しさの要素を持つことの意味～

上司や部下、親と子の関係性や、育てるというコミュニケーションにおいて、父性的または母性的な育て方のバランスが重要だ、と聞かされたことがある人も多いのではないでしょうか？

これは、子どもを育てるときに父親が厳しく育てる、その反面で、母親が優しく育てることの大切さをいっているものです。また、上司が親なら部下が子のように接する、その大切さをいっているものです。また、上司が親なら部下が子のように接する、その「**厳しさと優しさ**」のバランスが、今の教育には必要だという概念です。

どうしても、今、院長とスタッフ、上司・部下、親子のかかわりは偏りがあるため、なかなかうまくコミュニケーションが機能しません。

ここで、私が考える「**厳しさと優しさ**」の本当の意味をお伝えします。

たしかに、いつの時代も変わらない大切なものを守っていくことや、正しいことは正しいと主張すべきことは、大切なことだと思います。ただし、実際に正しいことや自分自身は正しいと理解していても、相手にその正しいという想いを**理解してもらえるように**伝え

39

なければなりません。

いいでしょうか？　大事なことは**理解してもらえるように伝えること**なのです。いくらいいと思っていることでも、相手に理解してもらえるようにまったく意味がありません。

では、理解してもらえるようにいするためには、まずどうすればいいのでしょう？

それは、自分自身が、まず「**相手を理解しようと聴くこと**」の中にあります。

これからは、時代にあったリーダーシップ、コミュニケーション・かかわり方が必要なのです。

「**厳しさ**」教育とは「**言うべきことはいう**」という主張です。ただヤミクモに怒ったり叱ったりすることが「**厳しさだ**」と勘違いしている院長先生、そして企業のトップや父親がいかに多いことでしょう。

これでは、部下やスタッフ、子どもはたまったものではありません。私自身も父親からうるさく、厳しく、どつかれながら育てられたものでした。それが当たり前の時代でもあったのです。

厳しさとは、容赦のない、ひどい、はなはだしいと、辞書にあります。そのような教育の考え方では、**本当に伸びる人材も伸びることができません**。

本当の厳しさとは「**言うべきことを、いかに本気の心で熱意を込めていうか**」ということ

40

第1章　院長が身につけるべき　心（HEART）の章

一方、今日でいう「**優しさ**」は、厳しさといい、言うべきことをいい、叱ることで、自分が嫌われたくないという想いから、「**甘さ**」という放任主義にいつの間にかすり替わった結果といえます。

本当の「優しさ」とは、思いやりの心をもち、**相手の優れたところを引き出してあげる**という教育です。

相手の優れているところは何か？　その隠れた才能を見つけ、引き出し、伸ばし、認め、誉めてあげることこそ、真の「優しさ」教育です。

この「**厳しさ**」と「**優しさ**」の**バランス教育**がとれたとき、はじめて子供性という「**楽しさ**」教育につながります。

この2つのバランスをとろうとしないで、そのための努力もしないで「楽しさ」だけを強調しようとしても、**本物の**「**楽しさ**」という充実感や満足感が生まれてくるわけがないのです。

41

8 独りでより一緒に〜気づきから築きへ〜

「ジョハリの窓」というのをご存知でしょうか？

「またか……」とお思いの方は、今しばらく私の話にお付き合いください。

人は、自分と他人の関係性を語るとき、**心の4つの窓**（ジョハリの窓）があるといいます（アメリカの心理学者ジョセフとハリーがつくったもので、2人の名からジョハリといわれています）。

① 自分も他人も、**自他共に認める自分**
② 自分はわかっているが、他人には知れていない、**人には内緒の自分**

〔図表2〕　ジョハリの窓

自分 ○　①　他人 ○	自分 ○　②　他人 ×
自分 ×　③　他人 ○	自分 ×　④　他人 ×

第1章　院長が身につけるべき　心（HEART）の章

③自分は知らないが、他人は知っている、**自分には見えない（気づかない）自分**
④自分も他人も知らない、まだ誰にも知られていない**未知の自分**

の4つです。

一般的には、コーチングでジョハリの窓を使ってシェアするところは、やはり③にあっての窓に「気づき」を得てもらうことをネライとします。

しかし、私がコーチとして本当に大切だと思うのは、④のコーチ（自分）もクライアント（相手）も「気づいていない」**未知の自分**を、お互い一緒に「**築いていく**」ということにあります。

「自分自身としっかり向き合う」ということは、すべてにおいて自分を知り、磨き、伸ばし、高めていき、そして他者とのかかわりの中で明確にし、確立していくということなのです。

院長とスタッフとの関係性も、この④の窓のように、けっして上から目線で指導（指示・命令）するだけでなく、お互い医院のスタッフ全員が一緒に、一丸となって「築いていく」スタイルが、これからのリーダーにとって必要なものであり、求められてくるのではないでしょうか。

9 自分は今、どこにいるのか現在位置を確認
～学習には段階があるということを知る～

学習の4段階という話を聞いたことがある先生もおられると思います。人は**学びを得る**のにステップ（段階）があります。そして、学びたいテーマや課題に対して、自分が今どの位置にいるのか、どの段階なのかということを、**まず知る必要があります**。

その前に、学ぶということについて**3つの項目を明確にする必要があります**。

ひとつめは、**誰から学ぶのか**です。

これはものすごく大切なことです。誰から学ぶのかということは、その人がこれからの自分自身の生き方モデルとなるかもしれないからです。

2つめは、**誰と学ぶのか**です。

これは、誰と学ぶのかという一見、何の関係も意味もないことに思われがちな事柄ですが、やはり目の前の学びに、どんな気づきを与えてくれるかという相乗効果が大きいので す。セミナーなど集団で学ぶ効果のことを、専門的にはグループダイナミクスといいます。

最後に3つめですが、**何を学ぶのか**です。

44

第1章　院長が身につけるべき　心（HEART）の章

これはもっとも重要なことですが、本やセミナーの表面的な内容だけにとらわれて、自分自身の本来学びたいテーマや、その本を読むことやセミナーに参加することによって何を得たいのかという目的と目標が、明確になっていない場合が大いにあります。

前記の3つの項目を明確にして挑むだけで、確実に**学びのレベルは飛躍します**。

私自身、

「**あなたと学びたい、あなたから学びたい、あなたにかかわっていてほしい**」

「あなたと逢えてよかった！」

と、もっともっとそういわれるように日々精進したいと思っています。

さて、学習の段階に話を戻しましょう。

学習の4段階とは、

第1段階：**無意識の無能**
第2段階：**意識の無能**
第3段階：**意識の有能**
第4段階：**無意識の有能**　です。

たとえば、車の運転を例にあげると──

★最初は、車の運転を「できないことを知らない」というのが……第1段階の無意識の無能という状態です①。

★車を運転しようとするが、なかなか運転することができないという「できないことを知っている」状態が……第2段階の意識の無能です②。

★教習所内で、または一般道で「目的地はこの先の次の交差点を左だから、まずウインカーを下にさげてブレーキをかけ、横断歩道に人がいないかを十分に確認してから、真っ直ぐ300メートル行ったところで止まる」と意識すれば確実に行動できる状態が……第3段階の意識の有能です③。

★最後に、これは法的には明らかにダメですが、携帯で話しながらでも、助手席の彼女とイチャイチャしていても、気づけば勝手に目的地に到着していたという、意識しなくても行動できる状態が……第4段階の無意識の有能です④。

心のトレーニングとは、この学習の段階を知ることから始まります。
自分自身がやりたいと思うことや、自分の責任としてやるべきことに気づき、最初は意識をしてもなかなかできない②のような状態でも、何度も何度も、繰り返し、あきらめずにやり続けるうちに、③の意識の有能で必ずやれるようになります。
そして、さらに意識してできるようになる状態を繰り返すうちに、④の意識しなくとも無意識にできるようになります。

46

第1章　院長が身につけるべき　心（HEART）の章

〔図表3〕　自己確立のための6つのじしん

自信	信じ切る
自深	よく知り深める
自進	前に進める
自心	常に自問自答する
自伸	伸ばす
自新	発見する

これが、自分は「できるんだ！」という自信につながり、有能感を育てます。そして、本当の意味で、**頭で理解**しただけでなく**カラダで身につけた**ことになるのです。

まずは、悩んだとき、迷っているなと感じたときは、自分は今どこにいるのだろう、どの場所に位置づけているのか、を知ることから始めましょう。

第4段階の無意識の有能で覚えたことは、第5段階として自分の周りの人たちに

「シェアしましょう」
「広げましょう」
「伝えていきましょう」

これが学習能力を、より効果的に上げていくために必要な段階を知るということです。そして自分だけでなく、周りと分かちあうことによる双方向コミュニケーションで、学習効果を高めることにつながるのです。

47

10 自分とのコミュニケーションは意識と無意識とのキャッチボール

一般的にコミュニケーションとは、自分と他者とのかかわりが例にあげられますが、ここでは自分自身とのコミュニケーションのお話をします。

自分とのコミュニケーションとは、**意識と無意識とのキャッチボール**のことです。表層意識と深層意識、または顕在意識と潜在意識ともいいます。

たとえば、

意識の自分‥「さあ〜、今日のランチは何を食べよう」

無意識の自分‥「どっちかっていうと、今日はパン系よりごはん系がいいんちゃう?」

意識の自分‥「そうか、じゃあごはん系なら2丁目の定食屋やな!」

無意識の自分‥「でも2丁目は結構遠いし混んでいて、この時間帯なら並んでるかも」

意識の自分‥「なんや、面倒くさいな! じゃあ、今日はコンビニのおにぎりで決まりやな!」

無意識の自分‥「しゃあないなあ〜、わかった、わかった!」

とこんな感じで、常に「意識の自分」と「無意識の自分」が内面でキャッチボール、まさ

第1章 院長が身につけるべき 心（HEART）の章

に無意識のコミュニケーションをしています。

ここでは、他者とのコミュニケーションだけでなく、内面で起こるコミュニケーションに焦点を当ててますが、その前にコミュニケーションを**より深く真剣にとらえてもらうため**に、お伝えしておきたいことがあります。

それは、コミュニケーションというものは、常に生物（ナマモノ）だということです。

仕事や日常生活に戻れば、常に実戦、つまり試合です。だからこそ、研修やセミナー、セッションやミーティングなどでは、**その時に、その場で、真剣に練習してほしい**のです。本書を読むときも同じです。常に、自分自身と**自問自答しながら真剣に読んでほしい**のです。

「あっ、これはいい考えだ！」と思ったら、すぐに気づきを行動に**移してみてください**。

変えてみてください。

アクティブに！　積極的に！

試合でケガをしないために

本番で良い結果が出るために

練習をいいかげんにして

真剣にやらずに

さぼって

なまけて

49

いい試合、いい結果がでるはずがありません！

練習で泣いて試合で笑うのか、練習を中途半端にして試合で泣くのかは、**自分しだい**、**あなたしだい**です。

意識（顕在意識）とは、考え方、つまり自分自身が**頭で理解していること**を**意識して、行動しようとできるレベル**です。

そして、無意識（潜在意識）とは、**頭の中で理解していようが、していまいが**、意識していなくても、むしろ意識しないで、**行動してしまっている**、あるいはできることです。

つまり、無意識は「自動型」なのです。

もっとも怖い！のは、**無自覚の自動**です。私たちは、自覚していない「**自動**」をトレーニングで**自覚**しなければなりません。

すべての行動とはいいませんが、自分で自分のことを本当の意味で理解していると、相手のことを理解しようとするのは、**いともカンタン**なのです。

コミュニケーションとは、**自分自身とのコミュニケーション**を「円滑」にすることができて、うまくキャッチボールすることが、やがて自分以外の人とのコミュニケーションをスムーズにさせる第一歩なのです。

第1章　院長が身につけるべき　心（HEART）の章

11 わかっているつもりの意識とわかっている無意識

人間は、自分の思っていることや考えていること、さらに自分自身がどんな行動を起こしているのかについて、意識では大方理解しているつもりでも、まったく意識はしていないのに、つまり無意識に行動してしまっていることがあります。

それは、無意識の自分（潜在意識的な自分）を**トレーニング**し、**コントロール**することが、コミュニケーションにおいて**重要なウエイト**を占めているということです。

私たち日本人は、コミュニケーションをとる際、会話下手というより**会話不足**なのです。ですから、自分たちのコミュニケーションがどんな程度のものなのかを、あまり意識したりはしません。もちろん、会話不足という「量」の問題と会話スキルという「質」の両方が大切なのですが、いかに普段から**決まり文句の連続**で、**表現不足**で、**ユーモアが不足**であるかということに気づいていません。つまり、**無意識で無自覚**なのです。

なぜなら、これまでの時代の中で、今までは、それはそれで十分足りてきたからではないでしょうか。

ここでは、私なりの無意識へのアプローチのしかたをお話ししていきます。

人間は自分自身の心の中に、**何人もの自分がいる**のです。喜怒哀楽という言葉からもわかるように、その時のさまざまな感情の自分がいます。

●嬉しい・楽しいときの自分
●機嫌が悪い自分
●悲しくてたまらないときの自分
●決断するかしないかほったらかしにしておくのか迷う自分

理性で考えたり、決断したり、行動に移したりすることができる自分が意識的な自分だとすれば、自分で考えたり、決めたり、動いたりしている**つもりはないはず**なのに、何となく、知らず知らずのうちに、自分の意志とはまるで無関係のように、勝手に見たり、聞いたり、話したり、行動したりしている感性のような部分、それが**無意識**の自分です。本能的な自分といってもいいでしょう。

ですから、複数の人間がコミュニケーションをするということは、**自分の（意識＋無意識）と相手の（意識＋無意識）**の投げあい、キャッチボールをするという意味です。つまり、自分自身とのキャッチボール（意識と無意識とのキャッチボール）がエラーなく、しっかりとできていなければ、相手とのキャッチボールが成立しにくいということです。

そして、医院のコーチングの中で一番といっていいほどよく問題となるのが、この院長がスタッフに対する「**つもり・のない無自覚な行動**」なのです。

52

第1章　院長が身につけるべき　心（HEART）の章

では「潜在意識とは何か？」「無意識とは何なのか？」を、もう少しわかりやすくお話したいと思います。よく潜在意識のたとえ話をするときに、顕在意識は氷山の一角で、潜在意識（無意識）は海中に深く大きく沈んでいる、というふうに説明されます。

私が潜在意識の話をさせていただくときは**「潜在意識とは、木の下に隠れている根っ子のようなものだ」**という言い方をします。たとえば**潜在意識とは、木の下に隠れている根っ子のようなもの。心を鍛えるとは、**人の心を木に例えると、潜在意識、つまり無意識の自分の心の根を、しっかりと地面（カラダ）に張るということです。

雨や風や台風がきても、けっして揺れない、ぐらつかないそんな根の張った「軸」がしっかりとした**心の基礎を持つ**ことが大事です。

太くて丈夫で、滅多なことでは倒れない大木とは、土の中で見えない根が深く深く張っています。見えている幹の部分（外見）だけが立派なのではなく、この見えていない普段意識していない根っこという心（潜在意識）に──

気づくことが大切です。
知ることが大切です。
磨くことが大切です。
日々トレーニングすることが大切なのです。

12 コミュニケーションは距離感を保つこと

皆さんは、コミュニケーションをとるときの距離を考えたことがあるでしょうか？

最近は、空気が読めない人のことを「KY」といっていますが、初対面の方とのコミュニケーションですと、なかなか重たい雰囲気や、緊張した状態になるという経験は誰もがあるでしょう。

そんな時は、相手との距離をどういうふうに縮めるのかに焦点をおくことです。

そして、ここでもっともお伝えしたいことは、院長とスタッフとの距離を保つことについてです。

ところで、家族や親友、職場の仲間たちとのかかわりに対する距離は保てているでしょうか。人は親しい間柄であればあるほど、つい距離を縮めすぎてしまいがちです。

親しい間柄の距離をパーソナルスペースといいます。実際の人と人との距離を意味しますが、**深さ**という意味での距離でもあるのです。

深さとは、その人自身の**内面**です。相手との**親密度**といってもいいかもしれません。

54

第1章　院長が身につけるべき　心（HEART）の章

人には、立ち入られたくないことや、話したくないことなどがあります。親しい仲にも礼儀や境界線があるにもかかわらず、馴れ馴れしさや限度を知らずに、ついつい土足で、人の内面に**踏み込ん**でいませんでしょうか？

とくに、家族に対してのコミュニケーションでは、つい**甘え**が出てしまいます。この本をお読みになっている先生にも、「家族なんだから、なんでそんなことにいちいち気をつかわないといけないんだ！」と心の中で叫んでいる方がいるかと思います。

実は、私が一番のこの手のタイプだったから、よお〜くわかるのです。しかし、感情的にならずにどうか聞いてください。

家族だからこそ
恋人だからこそ
親友だからこそ
親しい間柄だからこそ

距離を保ってほしいのです。

たとえば、お互いの時間を尊重するために、夫が家事を手伝って、妻の自由時間を提供したり、いつも車で迎えにきてくれる彼氏のために、彼女がたまに電車で出向いたり、子どもに勉強しなさいと1日に10回いうところを3回に減らしたり……時には離れたり、近づいたり、調整することが大事です。

55

時間軸で計る「間」という距離も大切です。間は「待つ」の間です。話すときに、マシンガンのように間髪入れずに話すのではなく、黙って聴く姿勢を意識してみてください。時には待ってあげてください。

話すときの「間」については、次の**3原則**があります。

★ 黙る
★ 待つ
★ 聴く

もちろん、必ずしもすべてにこの3原則が有効というわけではありません。大事なことは、考え方です。この3つが必要なときもある、こういうツール（道具）があるということを知っておくことが有効なのです。

スタッフに「仕事なんだから当たり前だろう」というスタンスではなく、時には感謝の気持ちを言葉に表すことで、離れていた距離を縮めることにつながります。「ここだ！」というタイミングで、必要な道具を使ってみてください。

あとは**ペース**です。スピード調整もしたほうがよいでしょう。スピードについては、ペーシングといわれていますが、相手の話すスピードに合わせるということです。話すスピードだけでなく、身

第1章　院長が身につけるべき　心（HEART）の章

振り手振りもペースを合わせるとより効果的です。

ペースを合わせることができれば、話をリードすることも容易です。

たとえば、友達同士で車やバイクなど何台かでツーリングするとしましょう。で、いきなり1台だけ200キロのスピードで飛ばしたらどうでしょうか？　もはやツーリングになりません。

相手が80キロで走行しているなら、最初は同じ80キロのペースを保ち、100キロでいきたいなと思ったら、徐々にスピードを上げていけば、他の人もラクについてきてくれるはずです。

これが、ペースからリードにもっていくということです。

もうひとつ大事なことは「**リズム・テンポを合わせる**」ということです。

コミュニケーションでは、リズムが合わないことほど違和感が生じ、しっくりこないこととはありません。

よく「あの人とは息が合う」などといいますが、まさに、呼吸を合わせるということが大切なのです。

スポーツなどでも同じことがいえます。私は昔、ボクシングをやっていましたが、ボクサーもリズム感がとても重要で、リズムが狂うとパンチもうまく出ません。相手に隙がで

57

たとき、リズムがうまくあっていないとパンチが当たりません。コミュニケーションもリズム・テンポが大切です。このリズム・テンポが悪いと、言葉（パンチ）のノリが変わってしまいます。

ディフェンス（防御）も同じです。相手の言葉（パンチ）に対して、トラブルにならないよう、どうブロックするか、避けてかわすのかがリズムに影響します。本当に何となく合う人というのは、知らず知らずのうちに、呼吸という話のリズムやテンポが合っているのです。だからこそ意識して、合わせること（リズム）がコミュニケーションにおいて重要なのです。息という字は「自らの心」と書きます。

今からでも、大事なご家族やスタッフとの距離を自らの心で**意識**してみてください。どうか、日々の仕事や生活の中で、ちょっとだけ**意識**することを心がけてみてください。そうしたことをトレーニングとして継続していくと、きっとご家族、対スタッフとの関係だけではなく、すべての人間関係において、今までとは少し違った関係性が生まれてくるはずです。

第1章　院長が身につけるべき　心（HEART）の章

13 "病と気" 〜心の距離と大きさについて検証する〜

〔図表4〕　病と気の大きさ

A 病　B 病　C 病

D 気　E 気　F 気

　院長先生や歯科衛生士さんの仕事とは、お口を通して**健康**という幸せを与える仕事です。つまり、医療従事者として「**健口から健幸へ**」と導くプロフェッショナルな仕事に携わっているのです。

　ある先生は、口の中を見れば、その方の健康状態や生活習慣まで、大方のことはわかるといいます。それくらい口というものは大事なところです。

　それなのに、体が悪くなると、内科や外科、病院には一刻も早くかからないと大変だという意識が強いのですが、こと歯や口のことになると、無頓着な人が多いのはとても残念でなりません。

　人間と病の関係において一番の問題となるのは、その人（本人）自身が病気や健康というものを、どのように

59

とらえているのかを把握することです。

〔図表4〕のABCのように、本人にとって病気が自分自身の身近なものとして感じているのか、または、自分とはあまり関係がないととらえているのかによって、専門家のかかわり方（コミュニケーション）が変わってきます。

そして、DEFのように、病気が自分自身のカラダの内側にある状態なのか、もしくは自分を覆ってしまうほどの大きな存在で蝕まれているようなイメージなのか、それによっても心の状態がずいぶんと違います。

いくら専門家が、その病気について詳しい知識やすごいスキルを持っていたとしても、コミュニケーションが円滑にいかなければ、本人は健康や生活習慣に意識があまり向きませんし、**気づき**もしません。つまり、健康や習慣に向けて活動・行動しないため、改善もしないのです。

病との**距離と大きさ**という本人のとらえ方・感じ方によって、精神的に心の状態が良くなったり、逆に負担になり、かえって悪化することがあります。

医療従事者の方々は、その人が自身の健康や生活習慣に意識が向くよう、気づくように、来院者・患者さんとのより良い関係を築く専門家としての、もうひとつの大切な技術、**コミュニケーション力（人間力）を身につけて**ほしいのです。それにはコーチングという手法が大いに力を発揮します。

60

第1章　院長が身につけるべき　心（HEART）の章

14 "生業から企業へ" 〜働くということの意味と意識〜

人が仕事をする上で大切なのは、働くということに対しての意味を知り、意識することです。

【何のためにこの仕事をやっているのか】を明確に示すことができること。これが働くということの意味、つまり**理念**です。

では、仕事に対する意識とはどういうことでしょうか。それは次の4つにわけられます。

① 生業
② 家業
③ 事業
④ 企業

この4つの考え方のうち、どういう意識で働いているのか——これが働くということに対しての**意識！**なのです。

①の生業とは、極端にいうと、ただ食べるために働くということです。昔は「労働とは苦役なり」と、食べていくためには働か**ねばならない**という考えが最初にありました。い

61

え、今でもそういうふうに考えることのほうが自然なのかもしれません。

②の家業とは、家のため、つまり家族のために働いているという意識です。「オレが家族を食わせないで誰が養うんだ！」という意識、家庭を大切にするという目的が明確です。

③の事業とは、お客様のためにこういう仕事をする、どうすればお客様は喜んでくれるのかが最重要だという考え方です。

④の企業とは、①～③のことを社会貢献のために行うという意識。世の中に対して、この会社・企業はどう役に立っているのか、を絶えず問いかけていく考え方です。

では、皆さんはどうでしょうか？

そんなこと

じっくりと

真剣に

まじまじと

考えたこともないといわれる方も多いかと思います。

私自身がそうでした。そんなことは考えもしなかったのです。

しかし、次の話をある方から教えていただいたその日から、本気で真剣に意識して働いたものです。

62

第1章　院長が身につけるべき　心（HEART）の章

3人の人がレンガを運んで積んでいました。そこを通った人が「何をされているのですか？」と尋ねると、

1番めの人は「**見ればわかるだろう！　レンガを積んでいるのさ**」といい、
2番めの人は「**お金を稼ぐために働いているのさ**」といい、
3番めの人は「**世界で最高の公園をつくっているのさ**」といいました。

この3人の中で、仕事で一番成長するのは3番めの人です。1番めの人は仕事に情熱を持たない人、2番めの人はお金のために、ただ仕事をこなしているだけの人です。

あなたは今、何番めの人のように仕事をしていましたか？

目指すは「**企業から輝業へ**」です。

輝く職場
輝くスタッフ
輝く町づくりのために
プロフェッショナルな仕事をしよう、多くの人たちに呼びかけていきたい！
同じ志をもつ人たちとのつながりをパワーに変えて広げたい！
このように、働くという意識を少しでも上げようという人が1人でも増えていくことが、輝かしい医院を創り出すのです。

15 仕事とは、すべての人たちがサポーターである

私は、仕事に対する基本的な考え方として「すべての仕事において、自分は誰かのための**サポーター**である」と認識しています。

これは、具体的にどういう意味かというと、たとえば歌手や芸術家、スポーツ選手など、その人自身が輝いていて、周りが感動するという仕事もあります。そういう仕事でも、たった1人で仕事をすることはできません。

当たり前ですが、お客さんがいて、見てくれる人がいて、準備や手配などしてくれる人たちがいてくれるからこそ、アーティストや選手がはじめて輝くはずです。

医院においても同じことがいえます。院長・勤務医・歯科衛生士・歯科助手や受付の方が、来院者・患者さんのためのサポーターなのはいうまでもありません。

なのに、**なぜか**患者さんに対してサポートするというよりも、コントロールしようとし

64

第1章　院長が身につけるべき　心（HEART）の章

てしまう先生がいたり、歯科衛生士がいることに疑問が生じます。

たとえば、どうしても悪いところにだけに目がいき、磨けていないところに過剰にフォーカスするのです。これでは、コミュニケーションが「**なぜか**」なかなかうまくいきません。

実は、この「**なぜか**」に気づかない状態がすごく重要なのです。

私が普段、歯科の業界でない一般の人たちからよく聞くことは、

「むし歯、こんなになるまでほっといて、先生に**怒られる**からなぁ」

「磨いてこないと、衛生士さんの〝また磨いてませんねっ！〟という**対応がなんとなく嫌なんだよね**」（言葉では直接いわないが、何となくそういわれている**ような感じがする**）というのがミソ）

まだまだ歯科医院への一般的な認識・イメージはこのようなものです。

少しでも歯科のイメージを良くしたい！

もっとお口に関心をもってもらいたい！

悪くなってから治療に通う医院というだけでなく（もちろん、しっかりとした治療技術が大切ですが）、その前に、悪くならないために、それに加えてキレイになる、気持ち良くなるための医院というイメージを、少しでも持ってもらえれば、来院者は確実に増えるはずです。

65

そのためには、3つの目的の向上が重要だと考えます。

ひとつめは**ビジョン＆ソリューション**です。

その**医院特有の問題の抽出と解決！**　そして**目標の設定と達成**です。課題や問題は、医院によって100軒100とおりです。現場に即したリアルタイムな解決が必要です。目標に対しての戦略や戦術・プランの立て方も、医院に合ったものでなければ何の役にも立ちません。

2つめは、**コミュニケーションのスキルＵＰ**です。

コミュニケーション、つまり来院者とスタッフはもちろんのこと、スタッフ同士や全関係者とのコミュニケーションです。自分自身とのかかわりを知るとともに、周りや他人とのかかわりも向上させることが重要です。

3つめは**データベース**です。言い換えれば、経営的視点・収益目標です。

この3つの目標を達成できるようにするためのお手伝い、サポートするのが、コーチという私の重要な仕事です。

66

16 メンタルトレーニングは本当に有効なのか？

メンタルトレーニングという言葉を聞かれたことがあるでしょうか？ 聞かれたことがあるとしても、具体的にはどのようなことを実践するのかについては、ほとんどの方が知らないのではないでしょうか。

さらに、ある一定の期間でも、実際にメンタルトレーニングを実践された方はゴクゴクまれでしょう。コミュニケーションを円滑にしたり、その力を存分に発揮するためには、このメンタルトレーニング的な対処が必要不可欠です。

スタッフとのコミュニケーションをスムーズにしたり、モチベーションを上げたりするのも院長の仕事のひとつです。

ヘルスプロモーションの中でも、ストレスに対するコーピングCOPE（対処）は、日常生活のさまざまな問題、ストレス、ストレーン（緊張）を処理するために使われる技術です。コーチングの中でも、ストレスマネジメントはもっとも重要なテーマです。

そして、この手法は一流と呼ばれるアスリート・スポーツ選手などが意識的・無意識的につかっているテクニックでもあります。

メンタルトレーニングの実践プログラムとして基本となるのが、次の項目です。

・目標設定
・姿勢の確認
・呼吸法のコントロール
・音楽の利用
・リラクゼーショントレーニング
・サイキングアップトレーニング
・イメージトレーニング
・ポジティブシンキング
・セルフトーク……etc
です。

さて、ここで伝えたいことは、専門書に載っているトレーニングの方法ではありません。大切なことは、理念を体系化するという話でも書いたように、「何のために」それをするのかということです。

「何のためにメンタルトレーニングをするのか」が重要なのです。ただし、「私はメンタルなんか上げなくても、トレーニングなんてしなくても大丈夫」「悩んだり、落ち込んだり、イライラすることもほとんどない」

第1章　院長が身につけるべき　心（HEART）の章

〔図表5〕　スーパーモチベーション
　　　　　アップスキル

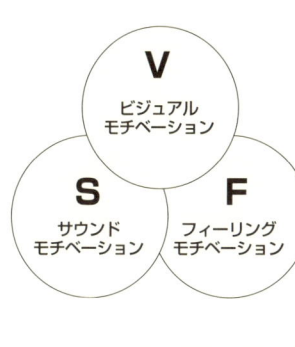

V ビジュアルモチベーション
S サウンドモチベーション
F フィーリングモチベーション

という人は、メンタルトレーニングなど必要ないのですから……。

しかし、大事なことは自分自身の心「メンタル」が、ちょっとやそっとでは、

・ぶれない
・ゆれない
・ぐらつかない

ということが、目標を達成するために、課題・問題を解決していくために、コミュニケーションを円滑にするために、**必要不可欠**なのです。

なお、メンタルトレーニングに関しての詳しい資料や書籍については、高妻容一先生や高畑好秀先生の本をおすすめいたします。

ここで紹介したいのは、すでにクライアントの方にも実践してもらっている、誰でも簡単に、今からでもすぐに始められる私独自のメンタルトレーニング法です。名づけて「**スーパーモチベーションアップスキル**」といっています。

これは、メンタルトレーニングをより使いやすいように、イメージトレーニング（想像力のアップ）の部分を

簡単にするため、次の3つのテーマに絞ったものです。

(1) サウンドモチベーション sound motivation
(2) ビジュアルモチベーション visual motivation
(3) フィーリングモチベーション feeling motivation

では、順をおって説明していきます。

(1) サウンドモチベーションの活用法

サウンドモチベーションとは、文字どおり音を使ってのモチベーションアップです。

たとえば、自分の**もっとも好きな曲**をCDやMDなどで、目覚めの朝にかけたりします。

ただ単に好きな曲をかけるのではなく、この曲をかけると「元気と勇気が湧くぞ～！」という**もっとも好きな曲**を決めておき、それを聴くのです。

ちなみに私が朝の目覚めにかけている曲は、ヴァンゲリスの映画「炎のランナー」の主題歌です。この曲は、はじめ静かでスローなテンポから徐々にダイナミックな音響で元気になるイメージなので、朝の目覚めにピッタリで、朝はいつもこの曲を聴いて心の目を覚まします。

ただし、自分自身のコントロールしたいタイミングや場面により使い分けが必要です。

つまり、感情のコントロールのためですから、落ち着きたいときは癒しの曲を流したり、

70

第1章　院長が身につけるべき　心（HEART）の章

気分を盛り上げたいときには、激しい系の曲やロック調のものを聴いたりもします。"落ち込んで元気になりたいときはこの曲！"とか、"就寝前の癒しの曲はこの曲！"とか、"必ずこれだ！"という曲をあらかじめ決めておきます。

落ち込んでいるときには、無理に元気になろうとしないで、トコトン落ち込むように、わざとブルーな音楽を聴いたりしてもOKです。その代わり、トコトン落ち込んだ後は、元気な曲でリセットすることを忘れずに。

音楽だけでなく、成功者の方の話やセミナーのCDを聴いたりするのもよいでしょう。また、周りから称賛してもらうというのもいいでしょう。たとえば言葉で褒めてもらうとか、拍手をしてもらうことも、自分が認められたという効果があり、大変有効的です。

自分自身で「オレはできる」「オレはスゴイ」「オレは天才」と発声してもかまいません。鏡を見ながら発声するとなお効果的です。

聴覚を刺激し、自分なりのやる気を上げる方法を、武器として身につけておくことが大事なのです。

(2) ビジュアルモチベーションの活用法

ビジュアルモチベーションとは、たとえば

自分のモデルとなる人

71

と、1日のやる気が**全然違います**。

尊敬する人や成功者だと思う人、カッコいいと思う人や素敵だなと思う人、身近な友人や家族など、その人たちの写真や画像をファイリングして目覚めの朝に見ることが大切なのです。

(1)のサウンドモチベーションと同じで、そのつどコロコロと変わるのではなく、**自分の中の「これだ！」**を見つけ決めておくとより有効です。

「私は、そんなに好きな曲や読みたい本はないし、お気に入りのCDやDVDもすぐには思いつかないし」という方も、ぜひこの機会に、昔好きでよく見ていたドラマや映画などをイメージして決められることをおすすめします。要は、楽しい気分・気持ちになることが、楽しい気分になりますよ。

ビジュアルモチベーションは、その名のとおり視覚を刺激するモチベーションアップ法ですから、お気に入りのDVDでドラマや映画を見るのもいいでしょう。きっと楽しい気分になります。

その他、日誌をつけるのもいいでしょう。これは、忙しい人であればあるほど有効な手法です。

自分は何となく、日々ただ忙しいだけの毎日を、何も残さずに過ごしているのではないかと、どこか心の中では思いがちですが、日誌を書いていると、本来歩んでいるはずの足

第1章　院長が身につけるべき　心（HEART）の章

跡が、この日誌という白いキャンパスに一歩一歩着実に刻まれていきます。この一歩一歩、一段一段の積み重ねがものすごく大切です。たとえ1行でもかまいません。大切な1日という時間（命）に、いつも、いつでも自分自身が向き合うこと、そのための日誌なのです。

偉人と呼ばれている人たちは、毎日この日誌を書き続けていたそうです。紀元前の老荘思想の本を書かれているヴィンチやアインシュタインも日誌を書き続けていた加島祥造さんなども、現在80歳を超えていますが、なんと30年以上も日誌を書き続けているそうです。

今、売れている『求めない』という本の中でも、著者は今まで自分の日誌なんて振り返ったことなどなかったそうですが、最近になって、ふと何十年も前の日誌を振り返ってみたら、新たな気づきになることや、改めて確認できたところがいろいろあったと書いています。

大切な毎日を過ごしていく中で、「気づいたこと」や「良かったこと」を日誌に書く、また時には「悩んだこと」や「辛く苦しいこと」なども書き綴っているので、それを乗り越えてきた自分を確認し、自分自身を称賛してあげることで、今（現在）の自分に勇気と活力という元気・エネルギー（チカラ）を与えてくれるのです。

ビジュアルモチベーションとは、視覚にアプローチしてやる気を引き出すもっとも効果

的なモチベーションスキルといえます。

（3） フィーリングモチベーションの活用法

フィーリングモチベーションとは、主に積極的に行動することでモチベーションを上げる手法で、感覚的なものをやる気に変えていくものです。要は「**感じる**」ということを大切にするのです。

たとえば、手足を使い、理屈抜きでカラダを実際に動かすことで、やる気をカタチに変えることによりモチベーションの継続を促進します。

頭の中を整理するために、目標設定をしてキレイにスッキリさせるように、お掃除や整理整頓するのもこれにあたります。

また、ここぞという時に、決まった好きな食べ物を食べたり、飲み物を飲んだりしてモチベーションをアップします。

ここで重要なことは、人はやる気を上げることにばかり意識がいきがちなことに、皆さんは気づかれているでしょうか？

気持ちを活発にさせ、モチベーションを上げるのとは逆に、心のクールダウンをすることも**大変重要**なことです。たとえば、気分を落ち着かせるためにシャワーを浴びたり、美容室で髪を切ったり、

第1章 院長が身につけるべき 心（HEART）の章

香水を使ってスイッチのONとOFFの切り替えをしたり、一息入れてコーヒータイムをとることも、やる気を上げるための**準備期間**として絶対必要なものです。

とにかく、心や体に余白がないと、パンパンに詰め込みすぎて固まってしまい、いざという時、モチベーションなど**上がるわけがない**のです。やる気を向上させるためには、準備力も同時に大切なんだということも覚えておいてください。

このようにカラダの感覚を使い、積極的に動かすことで、やる気につながることが**フィーリングモチベーション**なのです。

この3つのモチベーションアップスキルは「セルフ・モチベーション」のスキルです。心の栄養を、目から、耳から、全身から取り入れることが、あなたのエネルギーとなります。本来、人は人にかかわってもらう「ヒューマン・モチベーション」と、モノや自然とかかわる「エコロジー・モチベーション」も大事ですが、**人と人とが直接ふれ合う**生の「コミュニケーション」こそが【本当のやる気】を引き出してくれる一番のエネルギーなのだと思います。

17 ストレスをパワーに変える方法

メンタルトレーニングとストレスマネジメント（コーピング）の関係性については少しお話しましたが、ストレスに対するとらえ方の変更、状況を変えようとすること、さらにはコントロールする方法があります。

多くの人は、ストレスというものにマイナスのイメージしか持たないのではないでしょうか？

そんなことはありません。どんなに薄っぺらい紙でも、裏と表の両面があります。マイナス面もあれば必ずプラス面もあるのです。

ストレス（Stress）を辞書で調べると、圧迫・緊張・強調とありますが、この圧迫や緊張をネガティブにとらえるのではなく、プラスの力として活かしていかなければなりません。マイナスのストレスに力を奪われている場合ではないのです。

人はストレスというものを、プラスの力としてリサイクルし、活かしていかなければなりません。マイナスのストレスに力を奪われている場合ではないのです。

とはいっても、世の中にはストレスをマイナスの要素ととられていることが多々あるのも事実です。

第1章 院長が身につけるべき 心（HEART）の章

たとえば、仕事先や日常生活において、さまざまなマイナスのストレスを誘発する情報・環境・ニュースなどがたくさんあります。昨今、凶悪事件やあらゆる犯罪、いじめ問題、自殺問題、賞味期限切れの食品偽装、派遣切りなど、心を暗くする話ししか報道しないのか、というぐらいマイナスの情報があふれています。

身近な家族や恋人や友人でさえも、時にはマイナスのストレスシャワーを容赦なく浴びせてきます。いえ親密で身近な関係だからこそ、よかれと思う「心配」からくるマイナスのストレスという武器で、あなたを守ろうとするのかもしれません。

しかし、それにけっして甘んじていたり、負けてはいけません。

ストレスには悪いストレス（Distress）と良いストレス（Eustress）の2種類があるといわれています。

悪いストレスとは、人間関係の悪化や争いなど、自分に対してマイナスだと感じる観念による過労や病のことです。

また「思いどおりにならない」自分に対するイライラや怒りが日々積み重なって、ますます大きくなること、そのツケを払わないでどんどんと悪いストレスを溜め込んでいくと、いつの間にか心や身体に悪影響を及ぼします。

一方、良いストレスとは、上位の目標、一段上の仕事にチャレンジするなどによって生

77

じるストレスです。このストレスは、創造力や生産性の向上、学習意欲や自己成長、自己実現のための素晴らしいカンフル剤、パワーの源となります。

夢や目標に向けて、好きなこと、やりたいことを実現するために、あるいは自分自身が本当の意味で楽しむことができる目的を達成するために、この良いストレスは有効であり必要なのです。

私は、この良いストレスのことを「パワーストレス」(Power Stress)と呼んでいます。

目標の実現のために、夢を叶えるためには、あらゆるストレスをパワーに変えることがもっとも重要なのです。

私たちは、ストレスをなくす、減らすのではなく、ストレスを「活かす」ことに**力を注**ぐことが大切です。

自分と向き合い、人と対話し、自分自身のパワーストレスに「**気づいた**」とき、やがて目標に向けて、うんと加速するパワーが漲ってくるのがわかることでしょう。

コーピングについての参考書籍は、田中ウルヴェ京さんがおすすめです。

第1章　院長が身につけるべき　心（HEART）の章

18 コミュニケーションで怒りを込めない

人と人とのかかわりにおいて、怒りの感情でコミュニケーションしたのでは、良好な関係を築くことはできないと、誰でもわかっているはずです。

しかし、私も含めほとんどの人は、いや人間であれば必ず怒りという感情が出るのは当たり前のこと、そんなことは誰にいわれなくても、一番わかっているのは自分だと思うはずです。そう頭ではわかっているつもりであり、理屈では知っているつもりです。

無農薬野菜や果物を栽培・販売をしているモアーク農園の代表、西村さんが大変興味深い話をしています。

それは「**土に種を蒔く際に怒りを込めない**」ということです。

ある日、西村さんが、たまたま奥さんと喧嘩をしてイライラした状態で種を蒔いたことがあり、それがなんと驚くことに、そのイライラして蒔いた土の部分からだけは、とうとう芽が出なかったそうです。

それからというもの、自らの体験としてそのことを信じ、種蒔きでは、自分自身はもちろんのこと、弟子たちにも、穏やかな気持ちで蒔く、優しい気持ちで蒔くということを、

79

必ず意識してやるように伝えているといいます。

コミュニケーションにおいても、まったく同じことがいえます。人は無意識に相手に対してイライラカムカしたり、怒りを込めたコミュニケーションをしている時が少なからずあります。だからこそ、そのことを意識して、穏やかな優しい気持ちで接するということを、**体の感覚で覚えるまで**「トレーニング」しなければならないのです。

コミュニケーションで込めるのは、怒りではなく優しさや思いやり、という「**笑顔**」を**込める**ことです。それがもっともコミュニケーションを円滑にする最良の方法です。

そして、西村さんはこんなこともいっています。

「農園づくりは、目もなきゃ鼻もなきゃ口もない命を持っているものに対する最低限の礼儀をもって接する。そういう**思いやりの心**だ。農薬を撒いたり、雑草を生やしっ放しにしたりすることは、**ツケをためることと同じだ**。ツケを嫌がっていたら、百姓なんて勤まるはずがない。本当にいいものを作るためには、能率や効率は求めない。種を蒔けば勝手に野菜や果物ができると思ったら大間違いだ」

目もあり鼻もあり口もある人間とのコミュニケーションこそ、笑顔という想い・心を込めて種を蒔けば、素晴らしい人財教育ができるのではないでしょうか。

私はそのことを信じて、これからもコーチとしてコミュニケーションの本質を先生方にお伝えしていきたいと思っています。

80

第1章　院長が身につけるべき　心（HEART）の章

19 1人のバランスが全体のバランスに！

"部分は全体を包括する"という言葉があるように、院内全体の雰囲気や環境というものは、必ず個人という一人ひとりが、全体としてのバランスを保つことから成り立っています。それが一人ひとりのバランスはさほど悪くないのに、全体のバランスがうまくいっていないと感じられるようであれば、やはり個人のバランスを改めて見直してみるべきでしょう。

この場合、ひとつの「考え方」が欠けていることに気がつくはずです。その考え方とは、相手や周り、つまり**全体への思いやり**です。

院内の出来事や責任は、すべて自分自身という個人にかかわっているものであることを、1人ずつが心の底から思えたとき、はじめてチーム力という力が発揮されるのです。自分のことだけを考える、自己中心に考える傾向があるスタッフが1人でもいると、必ずバランスがとれなくなります。

これは、私が今まで多くのクライアントをコーチして経験していることですが、少なくとも今、本書を読んでいる先生方にも思い当たる節があるはずです。

では、なぜこんなことが起こってしまうのでしょうか？

チームの力とは歯車と同じことです。一つひとつの歯車がかみ合わなければ、前へ進むことも上へ昇ることもできません。誰か1人でも逆方向へ回ろうとすると、途端にうまくいかなくなるのは当然のことです。

しかし、ことコミュニケーションとなると、「**1人くらい**」とか「**少しぐらい**」とか「**これぐらい**」と、ルールや理念を曲げることにより、そのちょっとした「小さな穴」から、「エネルギー」という力水がどんどんこぼれていくのです。

「これぐらいのことは……」と**小さなことをウヤムヤにせず**、一人ひとりが思いやりをもって、チーム全体のバランスを強化していくことが、これからの歯科医院経営では必須のことです。

そのためには、院長にかぎらず、スタッフ一人ひとりがリーダーシップをとれるよう、マネジメントできるよう、誰かが気づいたとき、すぐにバランスを整えていくことが重要となります。

そして、リーダーはスタッフ一人ひとりに対しての「思いやる心」を意識してみてください。そのほんの少しの思いやるという気持ちが、きっと素晴らしいチームづくりへの一歩と必ずなるはずですから。

第1章　院長が身につけるべき　心（HEART）の章

20 より完全を目指すが　完璧を求めすぎない

人はコミュニケーションを行う上で、自分の要求に対して、無意識に相手に完璧を求めがちです。

実は、これこそが悪いストレスを生み、コミュニケーションのミスマッチを起こすもっとも大きな要因なのです。

たとえば、

「100点満点中95点もとっているのに、なぜあと5点がとれないのか！」

「きれいに掃除ができているが、指先で拭くと少し埃がついてくる」

「シリーズ本の6巻と7巻が逆に置いてある」

など、本来相手にとってはほぼ完全と思っていることでも、自分から見ると完璧にできていないことに対して、無性にイライラしたり腹が立ったりするものです。

人は完璧ではありません。しかし、人は完璧になろうと努力はします。完璧という目標に向かい、進もうとする努力という行動にこそ意味があります。

しかし、完璧であることがゴールではないのです。たとえひとつの目標が完璧に達成で

〔図表6〕　　　コミュニケーション達人の位置！

```
自分と相手が現在（いま）、どういう状態・状況なのかを、
ニュートラル（客観的）にとらえることができ、
イメージとアクションが瞬時に対応できる位置！
```

　　　　　　　　　　感情
　　　　　　　　　（喜怒哀楽）

　　　　　　　　想像力
　　　　　　　　院長
事実　　　　　　行動力　　　　あり方
（出来事・刺激）　　　　　　　（評価・考え方）

　きたとしても、必ず次の完璧という壁が目の前に立ちはだかります。院長が、まずスタッフのことを一人の完全な人間として認めることが大切です。

　結果も重要ですが、問題はその中身です。中身というプロセスの中に深い意味があります。そして、そのプロセスを辿った結果、**どんな人間になっているか**が大切です。

　たとえ今回の結果が完璧でなくても、自分にとっても相手にとっても必要な来るべき結果が訪れるときのために、中身というプロセスを磨いておくということのほうが、どれほど大切なことかを考えてみてください。

　相手に対し完全は目指すが、完璧を求めすぎないことを心のどこかに忍ばしてもらえれば、きっと悪いストレスをコントロールできる武器になるはずです。

84

第2章

院長が身につけるべき技（ART）の章

1 考え方というスキルを持つ

この章では、まず「考え方」ということについて、**考え**ていくことにします。

私は心と体をつなぐものが「技」だと考えます。コミュニケーションにおいて心（思ったことや感じたこと）を体（表現し行動する）へとつなぐには、技（自分自身の考え方）が重要なのです。よく性格的なものはなかなか変えることができないといいますが、確かにそうかもしれません。なぜなら、「考え方」というものは、心（想いや感じたこと、まだやわらかいモノ）をカタめるという固定化したものだからです。

たとえば、考えというのは、

「患者さん第一という考え方でいく！」
「当医院は従業員満足優先といった考え方なのだ！」

と、すでに心（想いや感じたこと）が固定化したもの、つまり観念が固まっている状態なのです。いい意味で固定観念といってもいいでしょう。

つまり「考え方」というのは、自分自身の中の定義・ルールなのです。

そして、この技をうまく活用していくには、すでにおわかりのように、心と体とのバラ

86

第2章　院長が身につけるべき　技（ART）の章

ンスをつなぐ「**技**」という考え方がもっとも重要なのです。

先生にお聞きします。世間でよくいわれている「自分らしさ」とは、どういう意味でしょうか？

いきなり私の答えをいってしまいますが、私は「自分らしさ」とは、本人が自身の「**強み**」を見つけ、育て、磨くことの中にあると思っています。「自分らしさ」とは、磨き、育てなければならないのです。

よく「自分らしさ」という話になると、「**向いていること**」と「**やりたいこと**」では、どちらを選択するのがその人にとって幸せなのかという議論があります。

では「向いていること」と「やりたいこと」の違いはいったい何でしょうか。

自分が幸せになるためには、そして相手の幸せや仕事の役割を考えるとやりたいことを優先するのか？

それとも、やりたくないけれども向いていることを優先するのか？

先生は、どちらが正しいと思われるでしょうか？

そして、今の仕事はどちらを選択しているでしょうか？

「自分らしさ」つまり「**強み**」というスキルを活かすためには、まずはこの向いている

ことと、やりたいことの意味を理解しなくてはなりません。

ある番組で、萩本欽一さんと西川きよしさんが、このことについてまったく同じ話をしていました。

「向いていることとやりたいこと、どちらをやったほうがいいかといえば、人から向いているといわれるほうをまずやれ！　すると向いていることをやり続けていくうちに、やがてやりたいことができるように必ずなるはず！」

向いていることが先で、やりたいことは後だというのです。正直、私は最初「それは逆だろう！」と思いました。

でも、よく考えてみると「そういえば私も、周りから向いているといわれる営業の仕事を15年も続けてきた」のです。ですが、私自身、あまり自分では向いていないんじゃないかと思う営業という仕事に、15年間という歳月を費やしてきたというのが実感です。

しかし、今現在はどうかというと、本当に心から「やりたい！」と思っていたコーチという仕事を見つけて、**やりたいこと**」をやれている自分がいます。まさにリアルな自分がいるのです。

本当に好きなこと、やりたいことを見つけてやれるためには、楽しいことばかりじゃないのかもしれません。

88

第2章　院長が身につけるべき　技（ART）の章

仕事をしていても、他人が向いてくれているといってくれていることと、自分自身が本当にやりたいと思っていることの狭間で、本当にやりたいことが何なのかもわからなくなる時期もあり、悩むことも生じます。しかし、精神論や根性論といったものではなく、これだけはいえます。

「あきらめずにチャンスを待ち、前へ進み続け、やり続けていく中にこそ、自分の本当にやりたいことの種があるのだ！」

忍耐とは、やがて必ず自分自身に訪れるチャンスをつかむための、まさに準備期間なのです。この「考え方」ひとつとってみても、自分の中のとらえ方が変わり、行動へのパワーがずいぶんと違ってきます。

先生方も、簡単なことでいいんです。ほんの些細なことでもかまいません。今日から使える「考え方」を、ぜひスキルとして身につけてください。体に叩き込んでください。

自分にとっての正しいと思う「考え方」というスキルを身につけることによって、コミュニケーションは飛躍的に変わります。そして、「技」は**トレーニングで身につく**ので、ぜひ前向きに取り組んでみてください。

2 "誰が" より "自分" が！ 自立の心を持て

人間は、本来「**自立心**」というものを、生まれながらの本能として必ず持っています。

ところが、この「自立心」に反して、「他律」的な行動に出てしまうことが多いのも現実です。

「他律」というのは、自己の意志によるのではなく、外部からの支配・束縛によって行動することです。

そして、もう一つの「**他立**」があります。これは私の造語ですが、「他立」の意味は、自分の行動を放棄して、「別にいいや！」とか「どうせ他の人がやるし……」という感じで、つい「**人任せにしてしまう**」ということです。

なぜ、このようなことが起きるのでしょうか？

理由は人によってさまざまでしょうが、要は自らすすんで「私がやろう」という「**エネルギー**」**がない**のです。

エネルギーが不足している人は、「**別に自分がやらなくても、誰かがするでしょう……**」

第2章 院長が身につけるべき 技（ART）の章

「何で私がやらなければいけないの！」
と、ついつい面倒くさくなり、そう思いがちです。

以前、ある本に「悪魔は4つの言い草で人を罪悪に導く」という話しで、

① **誰でもするから**
② **たった一度だけ**
③ **これしきのこと**
④ **まだ先が長いから**

と罪悪に導く様、人間の怠惰な思考を皮肉って書いてありました。

これを読んだとき、「なるほど」と、自分にも頭の痛い話だと正直苦笑いしてしまいました。しかし、これは人生をよりよく過ごしたいという想いを壊すものです。何事も**後回しにしてしまう人間の悪癖**です。

相田みつをさんの詩の中に「にんげんだもの」という一節があります。そりゃあ人間ですから、たまには怠惰な、怠けグセが出るときもあるでしょう。それが必ずしも罪悪だなんて誰もいいません。

しかし、この「**にんげんだもの**」を勘違いしてとらえている人たちがあまりにも多い気がしてなりません。

91

本当は「**にんげんだから**」こそ
理性をもって
礼儀をもって
自らやれることを積極的に
エネルギッシュに
やるべきではないのでしょうか！ といいたいのです。

そういう考え方、物事を一面的にしかとらえられないために、コミュニケーションのミスマッチが起こり、やがて人間関係の「崩壊」にすすんでしまうのです。

リーダーたるもの「**人生前倒し**」です。悪魔の4つの言い草に負けないように、つい「後回し」にしてしまいそうなときが、万が一きてしまったら、

「あっ、いけない。前倒しだ」

と自分の心に囁いてみてください。それこそが天使の囁きです。

そして〝**誰が**〟より〝**自分が**〟と、**自立の心**という考え方を「技」に持ち、前倒しで、どんどんクリーンな人生を歩んでいきましょう。

3 ほんの少しの「勇気」をもって「行動」を起こす！積極的な心を持つ

ここでいう「ほんの少しの勇気」とは、まずは「やってみよう！」という考えです。この「**やってみよう**」という考え方を持てば、当たり前ですが、必ず「**行動**」へと結びつきます。勇気とは「**強い心**」のことです。

では、人はなぜ「**ほんの少し**」の勇気、強い心を持ちにくいのでしょうか？

それは「**恐れ**」というものが、心のどこかにあるから「**勇気**」が持てないのです。その「恐れ」とは当たり前ですが、「**何か**」に怖がっている状態です。または、気づかったり、心配している状態なのです。

いったい「**何に**」怖がったり、気づかったり、心配したりするのでしょうか？ 先生も一緒になって考えてみてください。

その「**何か**」に怖がったり、心配したりしているから「勇気」が持てないのです。そして「**行動**」へ移せないのです。「何か」が自分に対してブレーキを踏ませています。

その「**何か**」さえわかれば、前へ行こうとするために邪魔をしているブレーキを外すこともできます。

自分の中で留めている「何か」の正体、その見えないものを見えるようにしてやればいいだけのことです。

何事も見えないから「怖い」のです。「恐れる」のです。**見えたら、**「怖い」なんていうものは、あまりこの世にはありません。見えている相手だと、闘うこともできますし、戦略を立てることも可能です。

この「何か」も人によってさまざまですが、ひとつだけ共通した言葉でいえるものがあります。それは**失敗**です。人は、

「失敗」に恐れ
「失敗」に怖がり
「失敗」を心配し
「失敗」したらどうしようと気づかうのです。

いったい誰に、何の遠慮をしているのでしょうか？　家族でしょうか？　仕事仲間でしょうか？　友人でしょうか？　恋人でしょうか？　それとも自分自身でしょうか？

ですが、「失敗」に対して「恐れる」ことなど**何ひとつない**のです。

94

第2章　院長が身につけるべき　技（ART）の章

もう皆さんも、耳にタコができるくらい聞かされたことがあるかもしれませんが、エジソンは自身の発明である電球をつくるのに、9999回「**失敗**」し、10000回めに成功したといいます（最初の発明者はイギリスのスワンですが）。

私はけっこう疑い深い性格で、人に聞いた話は絶対といっていいほど、直に見たり聞いたり触れたりしなければ信じないほうですが、何百年も前の昔話については確認のしようがありませんし、事実が9999回であろうと5000回であろうと、後で尾ひれがついた話であろうと、そんなことはどうでもいいのです。

その時に、誰が聞いたのかは知りませんが、「なぜ途方もない失敗を、何度も何度も繰り返し、なお作り続け、挑戦し続けたのか？」と聞かれたエジソンの回答。

「私は9999回失敗したのではない。9999回こうすればうまくいかないという**方法を発見し続けた**のだ！」

まさに"失敗は成功のもと"を実践された人の素晴らしい名言です。

本書を読まれている先生方も、「失敗」を恐れず「発見」というとらえ方・考え方である【**技**】を磨き、定着させ、「**勇気**」（ものを恐れない強い心）を持って「**行動**」を起こしてください。

「**勇ましい**」とは堂々としていることです。常に「**堂々と動く**」ことが、ほんの少しの勇気をもって行動を起こす、リーダーに必要な積極的な心なのです。

4 「なぜ?」を常に意識する！ 向上する心を持つ

コミュニケーションの「質」を向上させるには、常に「なぜ?」を意識することが必須です。

つまり**質問する**という考え方です。

コミュニケーションやコーチングの勉強をされている先生は、「またか……」と思われるでしょうが、今しばらくお付き合いください。

多くの人は、知らず知らずのうちにですが、**自分が話すことにかなりのウエイトをおき**ながら対話をしています。

対話にも、大きく分けて2つの解釈が存在します。

ひとつは**【応える、応じる】**という意味の対等なもの。

もうひとつは**【張り合う、比べる】**という「相手になってやる」というものです。

もちろん、話す相手や内容によって、相談・用談・交渉など、さまざまな場面で、さまざまな対応をしなければいけない時もあることでしょう。

しかし、立場はどうであれ、前記のようにお互い対等な想い（心）でコミュニケーションする場合と、張り合い・比較する場合とでは、確実にコミュニケーションの質が変わっ

96

第2章　院長が身につけるべき　技（ART）の章

てきます。たとえ本人は、張り合ったり比べたりしているつもりや意識がないとしても、無意識にそういう態度や表情や行動をしてしまっているものです。

では、どうすれば「なぜ？」をうまく理解し、活用することができるのでしょうか？

それは、やはり**質問の力**を利用することです。

質問については、後ほど「コミュニケーション力6つのツール（道具）」（P107）としてお話しますが、とりあえず、質問という概念をより詳しくお話しすることにします。

ここでいう「質問」とは、まず**自分自身**に対しての質問、つまり「自問」です。もう一つは相手に対しての質問、つまり「他問」です。

質問とは、文字どおり「質」を「問う」と書きます。自分自身の「質」が**向上するような**「問い」を投げかけ、相手の「質」を向上させることが、本当の意味で良質な「質問」といえます。

自分に対しても、相手に対しても「質」を下げるような「問い」を投げかけても、何の意味もありません。それどころか、そういう人のやる気を下げるような質問を投げかけても、自分も他人も悩まし、かえって混乱させるだけです。「いるいる、そんな奴！」と、今笑っておられる先生、もしかするとあなたが、一番危ないのかもしれません。

人は無意識に気づかず、やる気を殺ぐような問いを知らず知らずにかけてしまっています

す。とくに身近な人間にはなおさらです。だからこそ、身近な人間との関係性を意識すること。トレーニングを甘く見ないでください。真剣にやってみてください。

「なぜ?」を常に意識する「向上する心」とは、常に自分に対して、相手に対して「質」の向上となるような「問い」を投げかけるという意味なのです。

たとえば、自分に対して、

「お前の人生を最高に素晴らしいものにするためには、今すぐ何をすべきなのか?」

あるいは相手に対して、

「あなたが幸せにしたい最愛のパートナーのために、3年後自分はどうなっていたいですか?」などです。

ここで、ひとつだけ断っておきたいことは、この「質問力」というものが、かえって自分や相手のことを追い込んでしまうリスクがあることです。

人と人との対話の中でよく見られる光景ですが、あまりにもたくさんの質問をしすぎて、相手が何を応えたらいいのか、何から応えたらいいのかわからないほどに質問をぶつけるという場面に、先生方も遭遇したことがないでしょうか。

人は技術を学べば学ぶほど、知れば知るほど、すぐに使いたくなるのが心情というものです。だからこそ、その技術という知識を得たときに、慎重に、丁寧に、大切に扱ってもらいたいのです。

98

第2章　院長が身につけるべき　技（ART）の章

5 「ありのまま」の自分自身にウソをつかない！素直な心を持つ

なぜ**素直さ**が必要なのかについては、第1章で書きましたが、ここでは、素直な心がなぜ大切なのかについて、**もうひとつの観点**からお話ししていくことにします。

まず「ありのまま」とはどんな自分でしょうか？　けっして素っ裸の自分という意味ではありません。ここでいう「ありのまま」とは「**自分らしさ**」です。

では、「自分らしさ」とはいったい何なのでしょうか？

「らしさ」とは「である」ということです。こういうと、何か禅問答みたいだと思われるかもしれません。「らしくあれ」というのは、その人自身の「**あり方**」**そのもの**のこと。つまり英語でいう「BE」です。be動詞のbeです。

NHK大河ドラマの『利家とまつ』で、織田信長役の反町隆史が相手の武将たちとの会話の中で、「**であるか**」と呟くシーンが頻繁に出てきます。「**であるか**」ということで、相手の意見や話したいこと、ひいては存在自体を、そのまま、ありのままを「受けとめる」という、信長独自の言葉・表現・受けとめ方なのだということがわかります。

コミュニケーションにおいて、相手の「あり方」を受けとめ、認めることは、基本中の

99

基本です。相手の「らしさ」「あり方」「BE」を受けとめ、認めるためには**自分自身の「あり方」**を素直に認めることが何よりも必要です。

だからこそ、**自分自身にウソをつかない「あり方」**を持つことが必要なのです。

「らしさ」とは、何も一般的に「男らしくしろ」とか「女らしくしろ」とか「子どもらしくしろ」とか「もういい大人だろ！ 大人らしくしろ」ということではありません。

自分自身が思う身近な人間や有名人・アーティストやスポーツ選手など、自分自身が思う、想像する「男らしい」「女らしい」とはこういう人のことだ！ オレの思う、想像する「男らしい」とはこういう人のことだ！ ボクの理想の「カッコいい上司」とはこういう人のことだ！ 私の思う「素敵な女性」とはこんな人です！ 私が目指す「理想の院長像」はこうだ！ 私が考えている「うちの医院らしいスタッフ」はこういう人です！

と自分が思い描いているその人を目指して努力すれば、やがてそれが振る舞いとして「らしさ」という味が無意識に出てくるはずです。

今は、理想として目指す人物像とはギャップがあるかもしれません。しかし、本来「自分らしさ」であり、ありのままの素直な心で表現し続けてみてください。

その**過程、プロセスの自分**も「自分らしさ」です。自分自身の思う「理想とする自分」を、その目標に向けて**スタート地点にいる自分**が、

100

6 「思います」を「やります」に！ 決断の心を持つ

最近、コミュニケーションにおいても、想像力が大切だといわれています。しかし、せっかく気づいたり、ひらめいても、カタチや行動に結びつかなければ意味がありません。

よくTVや雑誌などで、ブレイクしたり成功した人たちの事業や発明を見て、

「あれは、オレが何年か前にすでに**思ってた**ことだ！」

「あのときに**やってたら**、今頃大儲けしていたんだ！」

などといいながら、居酒屋で酔っ払っている人をたまに見かけませんか？

「あの時、すでに思ったことを実行していたなら……」

「気づいた時、ひらめいた時に、すぐでなくても何ヵ月後かにやっていたら……」

TVに出ているのは、大儲けしてるのは「**あなた**」だったかもしれないのです。「思ったことは即実行！」という決断の心がいかに大事かを実証しています。

院内でも「いつかやろう」と思っていることがあるのなら一度「やってみて」ください。思った心は、やるかやらないかの「決断」を今か今かと待ち続けています。まさにこの「**決断**」という【**技**】を使いこなしている人ほど、一番成功に近い人なのかもしれません。

7 「やるぞ」という内からエネルギーが湧いてくる! 本気の心を持つ

単刀直入にいいます。モチベーション・やる気というものは、**本気で行動しているかど**うかがすべてです。

「本気の心」をまどろっこしく説明するなんて、まったくもってナンセンスですが、先生方の「やるぞ〜!」というエネルギーは、どこから湧いてくるのでしょうか？

外からでしょうか？

それとも内からでしょうか？

エネルギーとは、**外から刺激**を受け、**内から湧いてくる**ものです。そして、その「外部からの**フィードバック**と内面の**サイン**に感覚を研ぎ澄まされるのです。「**アツくなった状態**」のエネルギーを**どう扱うのか**が重要です。

先生は、エネルギーが湧いてきたらまず何をするでしょうか？

この「アツく!」なったら、いつもどうするでしょうか？

アツくなったらどうするでしょうか？

アツくなったら**やる気**になる人→「よお〜し! 明日から頑張るぞお〜!」

この「アツく!」なったのが、**成功の鍵**を握っているのです。

102

第2章　院長が身につけるべき　技（ART）の章

アツくなったら**感動する人**→「すごいなぁ～！　やっぱりなぁ～！　いいよなぁ～！」

アツくなったら**あきらめる人**→「でもな～ムリかな～！　自分には難しいな～！」

アツくなったら何を頑張るんですか？

アツくなったら**自分**がどうしたいんですか？

アツくなったら自分でも**やれること**って何なんですか？

もっとも問題なのは「**すぐに行動に移す！**」「何か**カタチ**に残す！」「とにかく**動く！**」ことをしない人です。やる気（心）になったものを、行動（体）に**変化させない**ことが問題なのです。

たとえば……

アツアツの料理が出てきて、すぐに食べないと美味しくないのは、なぜですか？　ホットコーヒーを飲まずに、放っておくとまずくなるのはどうしてですか？　セミナーや研修で学んだことが活かされていないのは、なぜなんでしょうか？

それはもう**冷めてしまっている**からです。

美味しくないに決まっています。

まずいに決まっています。

活かされないのは当然です。

せっかく本気になった「やるぞ！」というアツい心を活かしていないのです。もっといえば**本気**で生きていないのです。

エネルギーを燃やすことは誰にでもできます。しかし、その燃やしたエネルギーを**どう扱うのか**が重要です。

それには「**積極的な心**」と「**決断の心**」が必要です。

積極的な心とはどんな心でしたか？

決断の心とはどういう心だったでしょうか？

本気の心は「**積極的な心**」と「**決断の心**」とリンクしています。すべてはバランスです。

考え方【**技**】なのです。

「**鉄はアツいうちに打て！**」

まさしく**スピード**がものをいいます。そして、スピードを早くするのもトレーニングのうちです。

ぜひ先生も、**決断力を早くする**トレーニングを普段から心がけてみてください。

104

8 やり方という技を知り、方法という技を活かす

世の中には、世間一般に知られていない仕事が山ほどあります。そして、どのような仕事にも、必ず決まった「やり方」というものがあります。その「やり方」「方法」が【技術】です。

日本では、【技術】はとくに「ものづくり」において重要視されてきましたが、コミュニケーションにおいても【技術】はとても大切で重要なことです。

しかし、一般的に「コーチング」という認識では、まだまだ誤解されているところが多分にあります。「上司が部下に」「親が子どもに」ついて使う「会話スキル」というレベルで認識されている、現実にそういうふうに伝わっていることに対して、正直憤りさえ感じます。

本来、人と人とのコミュニケーションとは、相手に興味・関心をもち、そのかかわりの中で、共通の**「価値の接点」**を見つける共同作業です。

「気づき」「築いていく」という価値創造です。

もちろん「会話の中でのスキル」も大切です。私自身も、コーチングスキルとして「聴く・質問する・承認する・フィードバック・提案・コミットメント」などの意味を理解し、あらゆる対話やセッションの中で意識・集中してトレーニングもしてきました。

何度もいいますが、コミュニケーションにおいて【技術】とは【考え方】です。自分自身の考え方を、自分の中で「ルール化」しておくのです。考え方とは理念です。論理的な思考です。

【チームの理念・個人の使命】（27ページ）の中でも話したように、「何のため」に「具体的な行動」を起こすのか。そのために【大切なこと】は「考え方」という【技】なのです。

ほとんどの人は【技】やテクニックを知識として得ただけで、理屈でわかったつもりになってしまっています。【考え方】という技を、方法として「活かさなければ」意味がありません。【やり方】という技を、「行動」という【体】に、どうつなげていくのかが問題なのです。

「知識」（知っている）という強みを活かせてはじめて「知恵」になります。「技術」を活かすための技術を、心の中にいつでも使えるようにストックしておくことこそ、本物の【技術】と呼ばれる芸術（ART）となります。

106

第2章　院長が身につけるべき　技（ART）の章

9 コミュニケーション力を強化する6つの道具の活用！

コミュニケーションツールの活用で注意しなければならないのは、必要なときに、必要な道具を、的確なタイミングで出すことができて、初めて活用しているといえるということです。

しかし、人は得てして「買いたて」「習いたて」「覚えたて」の道具は使いたくて仕方がありません。

"**金槌を持つ人はどれも釘に見えてしまう**" のです。

私も、コミュニケーションについていろいろと勉強したての頃は、調子に乗ってムヤミヤタラに道具を乱用していたこともありました。

そこで、**コミュニケーション力（関係性）** をより良くするための、コミュニケーションツール**6つの段階**を図解しておきます。

次項以下で、コミュニケーション6つの道具を活用するポイントを、詳しく紹介していくこととしましょう。

107

〔図表7〕　　　　コミュニケーション力（関係性）
　　　　　～6つの道具の活用（COMMUNICATION TOOL）とは～

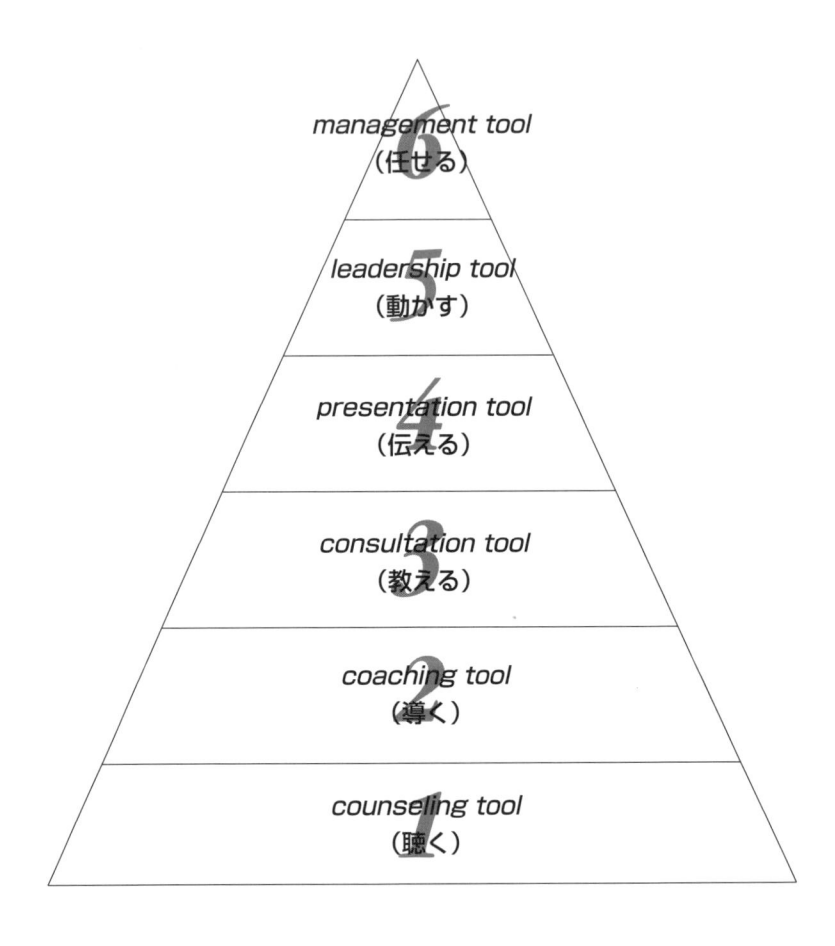

6 management tool
（任せる）

5 leadership tool
（動かす）

4 presentation tool
（伝える）

3 consultation tool
（教える）

2 coaching tool
（導く）

1 counseling tool
（聴く）

第2章　院長が身につけるべき　技（ART）の章

10 [tool 1] カウンセリングツール【聴く】

カウンセリングでは「聴く」ということに、ウエイトの大部分をおいています。人は簡単に「聴くということが大切です。皆さんももっと人の話を聴きましょう！」といいますが、そう簡単に聴けたら苦労はしません。

「聴く」とは、門構えの**聞く**とは違い、**聴く**のほうです。

聴くという字は、耳プラス4つの心と書きます。つまり**聴覚**が主体です。

そして、その他の4つの知覚・感覚──

・視覚
・触覚
・嗅覚
・味覚

を総動員して聴くのです。

つまり**体全体・全身全霊で聴く**ということ。文字どおり、五感で聴くということです。

そして、知覚・感覚という神経的なものだけを頼りにせず、心という**想い**で感じることが

109

大切だということです。

イメージ、イマジネーション、**想像力**も大切です。

その人が話しているときの**感情**や**態度**、また**表情**や**しぐさ**などから、その時の情景を想像するものです。

だからこそ、耳以外の目で見ることが見逃せません。人は言葉とは裏腹に、まったく逆の態度や表情で話すことが少なくありません。

逆も真なりで、態度や表情とはまったく違う言葉も出ます。それは、言葉という意識的に出てくるものよりも、人間の内には、態度や表情という無意識の行動のほうに、より**本音**が隠されているからです。

「建前の自分より、本音の自分のほうがパワーが出る!」

とはある人の言葉ですが、まさしくそのとおりです。相手の本音・本質に耳を傾け、受けとめ、認めることこそが、何より信頼関係を築くことができるのです。

そのためには、五感を総動員して、全身全霊で「**聴く**」というスーパースキルが欠かせません。

11 [tool2] コーチングツール【導く】

導くとは、相手が**行きたい方向・目標**に向けてのサポートをすることです。そして、何のためにそこへ行きたいのかという**目的意識**も明確にさせます。

忘れてならないことは、**得られるものと失うもの**の環境チェックです。

自分自身にとって、**しっくり感**があるか、**ざわざわ感**がないかを必ずチェックします。

そして、

その目標は**本当に達成したい**目標なのか？

何としても手に入れたいものなのか？

目的地に着くまでの**障害物**は何なのか？

をしつこいぐらいに確認します。

導く上で一番大切なことは、**相手らしさ、その人らしさ**を活かしてあげることです。

導くことに関しては、目標設定のビジョンシート（145ページ参照）で上記のことを明確にし、お互いの対話の中で戦略や戦術を駆使していくことをおすすめします。

その中で、もっとも活用するのが「**効果的な質問力**」です。

「**質問**とは、その人のあり方（人生）を問うということ！」

質問というスキルの中にも、さまざまなスキルがあります。ここでは、代表的な3つの質問スキルを紹介していきます。

(1) 閉じた質問＝クローズドクエスチョンと開いた質問＝オープンクエスチョン

「医院のイメージアップにはどんなことをすべきでしょうか」といったオープンクエスチョンは、相手に自由に考えさせたいときや、より多くの「気づき」を与えたいとき、そして自分自身の問題や目標を認識・理解してもらいたいときなどが効果的です。

反対に、クローズドクエスチョンが有効なのは、YESかNOで答える質問ですから、相手に**答えをすぐに（早く）出してもらいたい**ときや、**事実をハッキリさせたい**ときなどが効果的です。

私たちはついつい、クローズドクエスチョンを使ってしまいがちですが、それはなぜなのでしょうか？

クローズドクエスチョンを無意識に使ってしまう理由は、相手からすぐに答えを得ることができるということがあげられます。オープンクエスチョンの場合、どうしても頻度が少なくなります。

にくいことから、**自分が主導権を握れない**ため、どうしても頻度が少なくなります。オープンクエスチョンの場合、**結果の予想がつきにくいこと**から、**自分が主導権を握れない**ため、閉じた質問をすることによって、結果が確実で、質問する側は**主導権を握る**ことができ

112

(2) 現在・過去・未来で質問する

これは時（とき）の質問です。

① **現在を聴く**
② **過去を聴く**
③ **未来を聴く**

①の「現在を聴く」とは、現状を知るための質問です。

たとえば「**最近、仕事のほうはどんな感じ？**」などと尋ね、今の状況を明確にします。現状を把握することにより、夢や目標という未来とのギャップを認識し、その距離をはかることが可能になります。

②の「過去を聴く」とは、課題や問題点などを明確にし、昔の成功体験を引き出すことにより、今の問題をクリアしやすくなるイメージを持たせることができます。

ます。つまり、相手を自分のコントロール下におけることから、企業の社長や院長などは無意識に使ってしまうのです。

しかし、最近は組織の見直しやチームビルディングで、スタッフ一人ひとりが意見を出し合う傾向が増えつつありますので、会議やミーティングをオープンクエスチョンなどで膨らませながらすすめていく場面が多くなってきています。

「何が一番の原因だったと思う？」「これまではどうだった？」というような振り返り質問ならOKです。ただし、過去の失敗体験をほじくるような質問はタブーです。たとえば「どうしてうまくやれなかったんだ？」「なぜそれをやらなかったんだ？」と、否定的質問をしてしまうことに注意しましょう。

③の「未来を聴く」とは、将来なりたい状態・夢・目標などといった、方向性を示す肯定的な質問です。

「これからどうしたいですか？」
「3年後のこんな自分になっているというイメージはできますか？」
「どうしたら……どんなふうに……うまくいくと思う」

未来質問をプラスの方向に活かして、目標の実現化に向けてより効果的に活用していきましょう。

(3) チャンクアップとチャンクダウン

これは、拡大質問と具体的質問のことです。

拡大質問とは、塊（チャンク）をつくる（アップする）もの。抽象的で大きめの質問といってもいいでしょう。たとえば「これが手に入ると、どんないいことがありますか？」などといった、上位概念やモチベーションアップのために使います。

114

反対に、塊（チャンク）をほぐす、ダウンする質問は「具体的には……ですか？」というように、質問を小さくして、相手が答えやすいようにすることをいいます。

(4) 目的や目標をより具体的に明確化させていくには

こうした場合は、5W2Hで質問する具体的な方法が有効です。

5W2Hとは、次の6つの単語の頭文字をとったものです。

- WHY　なぜ・なんのために
- WHO　誰が
- WHEN　いつまでに
- WHERE　どこで
- WHAT　何を・どんな
- HOW　どのように
- HOW MUCH　どれだけで

そして、これらの質問は、【図表8】のように相手が何を思い、何を考えているのかという価値確認のための質問ともいえるのです。それは、自分と相手がイメージできるように、見て、聴いて、感じられるような表現をすることも大切です。

自分が「あれっ、いったい何が聴きたかったんだっけ？」など、質問の意図をしっか

〔図表8〕　　　　　　　５Ｗ２Ｈの（価値確認）

- WHY　なぜ　（目標・目的）夢・理想・説明
- WHO　誰が　**自立・責任**
- WHEN　いつまでに　**期限を切る・タイミング・決断**
- WHERE　どこで　**場所・環境**
- WHAT　何を・どんな　**問題・得たいもの**
- HOW　どのように　**考えさせる経過・道筋・アイデア**
- HOW MUCH　どれだけで　（いくらで）数値化

〔図表9〕　　　　　　　　質問の留意点

- 答えを誘導するような質問はしない
- 選択を限定するような質問は避ける（２つ以下は×　選択は３つ以上）
- 質問はシンプルにする
- 質問は１回に１つだけ
- 自分が質問されたら答える（質問に質問で答えない）
- 簡潔である（わかりやすく）
- 短く伝える（ショートセンテンス）
- できるだけ相手がしてほしい質問をする
- なるべく自分のしたい質問を避ける
- 相手の望む未来に役立つ（導く）質問なのか考える

第2章　院長が身につけるべき　技（ART）の章

り持っていないようでは、かえって相手を混乱させてしまいます。
質問力を磨くのも、トレーニングの継続で自然と養われます。あわてずに少しずつ練習すればいいのです。

【図表9】に、私なりに質問に関しての留意点をあげておきますので参考にしてください。
質問するにあたって、多くの人は「何のために聴いているのか？」「誰のために聴いているのか？」をはき違えている場合があまりにも多いように感じます。
質問は、字のごとくその人の、自分自身の質を問うということなのです。目の前の人にとって、よりよい人生の質を問うといってもいいかもしれません。
質を問うとは、目の前の人の「あり方」を問う、「自分らしさ」について問うのです。
「自分は本当に何をやりたいのか？」を問うことです。
ですから、質問とは目標や目的を明確にし、お互いの価値の接点を探すための作業なのです。そのときに、もっとも注意すべきことは、相手の価値と自分の価値とは違うのだということを意識することです。
人は意識している最初のうちはいいのですが、しだいに意識しなくなると、知らず知らずのうちに、自分の価値観を相手に押しつけてしまいかねません。
相手を導くための質問を心がけて接すると、最高の信頼関係ができるはずです。

117

12 [tool3] コンサルティングツール【提案力】

提案力とは、自分自身がこれまで学んできたこと、経験・体験してきたことを、どれだけ的確に判断し、相手の意見との接点を見出すことに長けているかを指します。

けっして「**こうすればよくなります！**」「**成功する事例はこうです！ だからこうすべきです！**」などといいません。それは、あくまで押しつけ行為です。

院長やリーダーは、言葉ではこれを「やらないか」と提案をしているつもりですが、言葉以外の態度や雰囲気で、これを「やれ」といわんばかりに感がして、エネルギーを減退させているのが目に見えてわかります。

提案とは、あくまで選択肢の一環で、A案・B案・C案を相手に伝えたとき、相手が「B案で！」といえば、それは相手の内にある中から選択した答えだということです。

そういう場合は、提案力が発揮されたというべきでしょう。しかし、その選択肢とは、あくまでスタッフなどの相手のための選択肢を提供することです。

の選択をして本当によかった！」と、スタッフに思ってもらえるように、普段から自分磨きを怠らず、常にさまざまな情報をストックしておくことが院長には求められます。

118

第2章　院長が身につけるべき　技（ART）の章

13 [tool4] プレゼンテーションツール【伝える】

伝えるとは、単なる伝言ではありません。いかに自分自身の心の状態を、相手にどういうふうに表現するかがすべてです。

ひと言で伝えるとはいうものの、他人に自分の言いたいことや、組織に夢や目標や方向性などを示したりするのは簡単なことではありません。

いくら論理的に説明をしても、いくらパワーポイントなどで作った図解が素晴らしくても、いくら立派な考え方でも、**自分らしく、想い**を伝えなければ、相手にはまったくといっていいほど伝わりません。

ここでいう自分らしさとは、自分自身の言葉になっているかということです。

蚕は緑のくわの葉を食べて、白い糸を口から出します。つまり、頭で理解しているだけでなく、**自分のものにしている**から白色の糸が出るのです。自分のものにせず、そのまま横流しに出してしまいます。これでは相手に伝わりません。実は、自分自身も納得できていないのです。

そして、何を伝えたいかが明確であるかということも重要です。この何を伝えたいかを

119

相手にわかりやすく伝えるためには、普段からのトレーニングが欠かせません。その他、伝えるための一般的なコツには、次のようなものがあります。

● 自分のペースで話す
● 目線と目力（愛コンタクト）に注意する
● 声の出し方（大小やトーンなど）に工夫がある
● 自然体である（普段の話し方）
● 表情・スマイルが豊かである
● 話し方にメリハリがある

しかし、人前でプレゼンテーションするときに、一番忘れがちなことは、プレゼン自体を**楽しめているかどうか**です。もっといえば、人とのかかわりを持つという**コミュニケーションそのものを楽しめているか**ということなのです。

よく「楽しもうと思っても楽しめないときは、どうしたらいいですか？」と尋ねられることがありますが、大事なことは結果ではありません。最後まで楽しもうと、**本気で思ってやっているか**どうかです。こういう質問をしてこられる方は、実は心のどこかでは本気で楽しもうとしていません。

ですから、何より「**これを伝えたい**」という心の込もった気持ちを、相手に全面的に表現する——このことが、本物の**伝えるという技術**です。

第2章　院長が身につけるべき　技（ART）の章

14
[tool5]
リーダーシップツール【動かす】

今日、求められるリーダーとはいったいどんなリーダーでしょうか？

一昔前では、**「オレについてこい！」**的な人間こそがリーダーである、と誰もが疑わなかったかもしれません。今でも少なからず、仕事の内容や世代によっては、そういうリーダーを求めている人たちもいるかと思います。

結論をいってしまいますと、今、求められているリーダー像とは、ズバリ**「動く」**リーダーです。もちろん、相手に対して伝える力・プレゼン力がある、厳しさや優しさなども持ち合わせていることは、当然必要ですし、相手を認めるという受容感も大切です。

しかし、最近は、基本的な常識とかマナーという「思いやり」や「おもてなしの精神」などを含め、コミュニケーション下手なリーダーが多いことに驚かされます。

ある医院では、院長がコミュニケーションを苦手としていて、なかなかスタッフとのコミュニケーションをとろうとしないため、処遇等ではあまり問題がなかったのに、スタッフの不満が積もり、たまりかねて辞めていくスタッフが続出しました。

その一方では、はたからはコミュニケーション下手に見えても、スタッフからすれば、

「うちの院長は頼りないから……」「その無骨さがまたいいんです」といわれて、うまくいっているケースも少なくはありません。この現象は、今ではあまり珍しくなく、スタッフと院長との**「関係性」**が無意識にマッチしているからなのです。

では、院長とスタッフとの関係性がうまくマッチしている医院と、そうでない医院とはいったい何が違うのでしょうか？

それは、組織の中に積極的に**「動く」**リーダー的な役割の人がいるかいないかで、ほとんどが決まります。院長がリーダーシップを発揮するだけでなく、院長の右腕になる**ナンバー2的立場**の人という存在です。

もちろん、いきなりそういうリーダーを育てようとしても、経験というキャリアや立場、年齢や勤続年数などのしがらみがありますので、そう簡単にはいきません。ただある程度の問題点をクリアしてさえいれば、後はその人をいかに伸ばしていくかという院長の姿勢と決断が重要となります。

今の時代は、かつてのようなカリスマ的なリーダーが大活躍するのではなく、それぞれがそれぞれの役割を果たしていくという、各役割に応じてスタッフ**全員がリーダーになる**ことが必要とされています。それも、相手のペースを理解し、適切なタイミングでリードしてあげることができるリーダーが求められています。

〔図表10〕の**リーダーシップのアセスメント**で自己診断をしてみてください。

第 2 章　院長が身につけるべき　技（ART）の章

〔図表 10〕　　　　　　リーダーシップアセスメント

- □ □ 私は、プレゼンテーション力がある（伝える力）
- □ □ 私は、コミュニケーション力がある（関わり力）
- □ □ 私は、気づき力がある
- □ □ 私は、イマジネーション力がある（ひらめき・想像力）
- □ □ 私は、言うべきことはいうことができる
- □ □ 私は、行動力がある
- □ □ 私は、何事も早い
- □ □ 私は、夢を持っている
- □ □ 私は、使命・志・理念を持っている
- □ □ 私は、自分の強みを知っているし、強みを持っている
- □ □ 私は、決断力がある
- □ □ 私は、リーダーの定義というものを持っている（指標）
- □ □ 私は、これがリーダーというものだということを説明できる
- □ □ 私は、上記の項目をチームに意識させ、それらを持たせることができる
- □ □ 私は、現在（いま）リーダーとして何が足りないかを知っている
- □ □ 私は、現在（いま）リーダーとして足りないことをすぐに実行できる
- □ □ 私は、何事にも期限を決めて行動を起こす

Ⓒ2008 Clinical support.co.All right reserved.

15 [tool6] マネジメントツール【任せる】

英語でいう「manage」とは、管理する・操縦するという意味です。しかし、ここでいうマネジメントとは、けっしてスタッフを管理したり操縦したりするという意味ではありません。むしろ、自分で自分を管理することができるようになるということです。

今の時代、人が人を管理するというのにはもはや限界がありますし、誰しも管理などされたくもないと思っています。本当のマネジメントとは、自立という自己管理できることです。そして、自律という周りとの協調性をもたせながら行動することです。

コミュニケーションで、相手のことを**信頼できる**ということは、もっとも崇高なことです。「手放しても大丈夫」「自己管理できるから**安心して任せたよ**」という意味です。

院長がスタッフをマネージャーに育てるということは、院長が逐一指導しなくても、ハンドルを手放しても、しっかりと自分で自分をコントロールできる人を育てることです。それこそが、コミュニケーションにおけるリーダーの仕事です。一人ひとりが自らをコントロールできるように人を育てるのが、真のリーダーです。

相手に操縦桿をつけるのがリーダーの仕事ではありません。一人ひとりが自らをコントロールできるように人を育てるのが、真のリーダーです。

第2章 院長が身につけるべき 技（ART）の章

16 褒めてもコミュニケーションがうまくいかない本当の理由

コミュニケーションやコーチングなどの本では、「褒めること」の重要性が必ずといっていいほど書かれています。そして、誰もが相手を褒めることが大切だということは、いやというほど知っています。

でも現実には、褒めてもなかなかうまくコミュニケーションがとれない場合が多いのではないでしょうか？

家庭での親子や兄弟姉妹関係、職場での上司や部下や同僚との関係において、人は褒められると嬉しいし、やる気が出ることは、何となく誰もがわかっています。

では、人は**なぜ、うまく褒めることができないのでしょうか？** よお〜く考えてみてください。それは、あくまで表面的にしか褒めるということを理解していないからなのです。いえわかろうともしていない、といったほうがいいかもしれません。

その理由のひとつは、「**褒める**」という行為を、「**うわべ**」だけでしかとらえていないからです。心のどこかで、褒めれば人は機嫌よく働いてくれるという「**打算**」が入っているからです。

125

事実、コミュニケーションのセミナーや研修に参加されて、「褒めるスキル」なるものを学んできたのに、どれだけの人が仕事や日常生活という実践で活かし続けているのでしょうか？

2つめは、心のどこか片隅で、褒めるところなんてないよ」と、本当は「褒めたくない」という**本音の部分**が、無意識に相手に対して見え隠れするからです。

3つめは、はっきりいって、本気で**「今日は褒めるぞ！」**などと思ったことがないからです。

真面目に真剣に、たとえどんな小さなことでも馬鹿にせず、褒めることが「いちいち面倒くさい」とか「この人、褒めることが、先生には必ずあるはずです。そして、その気持ちを持続させていってください。そうすれば、必ず褒めることがよいコミュニケーションにつながっていきます。

大人になり、年齢を重ねていくにつれて、いつの間にか恥ずかしいとか、くだらないとか、いい年こいてとか、余計なことを考えがちになります。

真剣に一所懸命に**「頑張る」**などということが、馬鹿らしく恥ずかしく思えてきて、他人の目を気にしすぎる自分を、社会の中で形成してしまっているからです。

126

第2章　院長が身につけるべき　技（ART）の章

17 褒めることの意味と方法について

褒めることもトレーニングです。褒めるのが苦手だという人も、褒め続けていくうちに必ずうまくなります。

人は、褒められることほど**嬉しいことはありません**し、また、褒められるとすごく感動**するもの**です。そして、相手は何より褒めてくれたあなたのことを**忘れない**ことでしょう。それほど、褒めてくれた人、褒められたことには**インパクトがあり**、いつまでも残っている**もの**です。

ですから、褒めるテクニックを極めると、ものすごく大きなコミュニケーションの武器になるのです。

先生が褒め上手になろうとしたら、次の3つの条件をクリアすることです。

第1に「**普段から自分を褒めているか？**」です。

自分で自分に対して、普段からどんな褒め言葉をいっているか、使っているかが大切なのです。

「いつ見ても、オレはカッコいいなぁ～」

「私って最高〜！　美しすぎるし〜」
「今日の治療は最高の出来！」

自分のことを認めること、褒めることができないで、他人を褒めることなんてできるわけがありません。

第2に「**自分が普段、他人に褒められているか？**」です。

これは、相手が褒める達人ならまだしも、普通なら自分で魅力ある自分になろうといつも磨いていなければ、そういつもいつも褒められたりはしません。つまり、自分自身が褒められるような魅力をちょっとした意識で身につけるということです。褒められ上手になるには、**自動的に自分もよく相手を褒めます**。普段から誰かに褒められる人は、日ごろからぜひ気にかけておきたいものです。

第3に「**自分が他人をよく褒めているか？**」です。

それは、うわべ（表面的）だけではなく、真剣に、面倒くさがらず、恥ずかしがらず、本気で褒めることです。そして、何より「**心を込めて**」褒めてあげてください。本音で、

そのためには、ただ相手を見るのではなく、よぉ〜く**観察して見ること**です。観察することが習慣になると、たとえばスタッフに対して「えっ、彼女はこんなところまで気を配っているんだ」とびっくりするほど、相手の褒めたいところに**気づくはず**ですから。

第3章

院長が身につけるべき
体（BODY）の章

1 行動することでやる気を継続化させる

やる気がなかなか行動に結びつかない理由については、第1章の『心の章』で、カタチのない「やる気」という心を、カタチのある「行動」という体（表現）に置き換えるという話はしましたが、では、具体的に「やる気」を行動に移すには、どうすればいいのでしょうか？

たとえば「鉄は熱いうちに打て」という言葉があります。

この言葉からもわかるように、せっかく燃え上がったやる気というモチベーションも、**その人の中でのある一定の期間**をすぎてしまうと、モチベーションの持続をうながすことは難しくなります。

モチベーションを生かすも殺すも、この**期間限定**の期間内で、いかに行動に移すのかがカギとなります。

冷めたコーヒーしかり、冷えた弁当しかり、

日にちのすぎたセミナーしかり。

本気で話したことが、感動として相手の心に響き、変わろうとする意志が生じたとき、スピードと決断力で行動に変える力となるなら、行動を継続させる力は、その人の中にある期間限定という**賞味期限**です。

誰にでも、今すごくやる気がある、エネルギーが湧いている、ウズウズしてたまらないという「旬」の時期があります。

その旬の時期を逃さず、「表現」という言葉や行動、モノというカタチに変え続けることこそが、やる気を継続化させる**もっとも単純で、もっともシンプルで、もっとも当たり前の法則**なのです。

人は、当たり前のことに目を向けない、背を向けてしまう、なかなか向き合おうとしないのが残念です。

リーダーは、これを当たり前の法則として、旬の時期が通りすぎるのを横目で黙って見ているのでなく、賞味期限を逃さず、「鉄は熱いうちに打つ！」**習慣**を、ぜひ今日という今から身につけるために、一歩を踏み出してみてください。

2 プラスの言葉づかいがうまくいかない理由
〜言葉のあり方と伝わり方を知る〜

人は、無意識に言葉を乱用し、乱雑に扱っていることが少なくありません。私自身がコミュニケーションについて深く興味をもち、学び始めるまでは、「言葉」というものを**大切に扱ってはいませんでした。**

今でも「言いたいこと」が相手にしっかりと伝わっているかどうか、まだまだ研鑽中ですが、自分がそもそも言葉を乱暴に扱っていたからこそ、見えてくるものもあります。

これは、マナーとしての言葉づかい、尊敬語・謙譲語をキチンと使いましょうという意味ではなく、**言葉そのものを大切にする気持ち**のことです。

だからこそ、人が話しているときの言葉の使い方がすごく気になるし、反面あまり気にしすぎないようにもしています。あまりそればかりに気をとられすぎてしまうと、相手の本当に言いたいことを聴く、あるいは対話というコミュニケーションの本質が見えなくなってしまうのも怖い気がします。

ここでは、**言葉のあり方**として、2つの伝え方があるということを考えてみます。

ひとつは、言葉には**「陽」の伝え方**があるということです。自分の言いたいことを相手

第3章　院長が身につけるべき　体（BODY）の章

に伝えようとするとき、相手の言葉に対するとらえ方の問題です。相手に対してどう伝えてあげれば、相手に「**しっくりくる**」のか、納得してもらいやすいのか、つまりポジティブな言葉づかいのほうがしっくりくるという観念が強い人に対して有効です。

たとえば、「**人生が豊かになる6つの幸せの法則**」というタイトルのセミナーがあったとします。ポジティブな言葉、つまり「陽」の伝え方が大好きでしっくりくる人は、「ああ、参加してみようかな」と思います。

ところが、まったく同じ内容で、同じ講師のセミナーでも、タイトルが「**不幸にならないために必要な6つの心得**」だとしましょう。

「陽」の伝え方がしっくりくる人は「何コレ！」と、このタイトルでは魅力を感じず、見向きもしないでしょう。反対に「陰」の言葉を用いるほうが「しっくりくる」人にとっては、後者のタイトルの受けがよく、参加する可能性が高くなります。

陰の伝え方、つまり少しネガティブな表現のほうがしっくりくる人にとっては、前者の「豊か」や「幸せ」といった言葉に、どうしてもある種の反発や疑念や胡散臭さを感じてしまうのです。

本を選ぶときのことを考えてみましょう。

① 「**ダメな自分を克服するにはどうすればよいか！**」と

133

② **自分の強みを活かすためにはどうすればよいか！**」では、あなたなら、①を買うでしょうか？ ②を買うでしょうか？ それとも両方買うでしょうか？

これは、意識ではなく無意識に「陽の伝え方」か「陰の伝え方」に反応するメカニズム、プログラムとしてインプットされてしまっているのです。もちろん、両方の視点から、そのセミナーの良さや本の良さをアピールする表現が盛り込まれていると、どちらのタイプにも、伝え方として「しっくりくる」ことでしょう。この伝え方の表現方法は、スタッフに対してのコミュニケーションにも、少し意識するだけで流用できます。

言葉とは、古くから「言霊」（ことだま）といわれ、**言葉の持つ不思議な力がある**ことは、先生方も何となく知っているはずです。その「何となく」という一見、見えないものを大切にする、信じるという姿勢そのものが、言葉のあり方にも表れてきます。

まずは、相手の言葉に対するとらえ方や話し方に関心を寄せ、陽の表現が多いか、陰の表現が多いか、自分が話しているときの反応はどうかを見る "**観察力**" を磨くことからスタートしてみましょう。

相手をただ「**見ている**」のと「**観察**」しているのでは、**まったく意味が違います**。目の前の相手を、一所懸命観察しようとすることによって、きっと言葉の伝え方にも気を配るように、**いつの間にか**日々の中で磨かれていくはずです。

134

3 話すとは音で理解するコミュニケーション

コミュニケーションのほとんどが、お互いに言葉で話すこと、声による「音」のキャッチボールです。ですが、音ほどいい加減で、記憶のあいまいなものはありません。

そして、声としての音であるがゆえに「あの時は○○○と聞いた」とか「確かに○○といったはずだ！」と断言するようなコミュニケーションが大半を占めています。

ですから、次項での「書く」ことでカタチにすることが重要になってくるのです。

声に関しては、次の**3つの項目**を最大限に活用することが大事です。

ひとつめは**声の大小**です。大事なポイントや重要なことを、わざと「**ひそひそ話す**」という技をつかいます。逆に、強調したい点を「**大きな声で話す**」こともあります。

2つめは**話すスピード**です。どうでもいい内容は、流すように速く話しますが、肝心なところや聴いてもらいたい部分は、ゆっくりと話すように心がけたりします。

3つめは、声の**トーン**です。スピードと同じで、あまり重要でない部分は、トーンは高く速くてもOKですが、大切な本当に伝えたいと思うことは、なるべく**遅く低いトーン**で話します。すると、話に「**メリハリ**」ができて、相手の**記憶に残りやすく**なります。

4 "書く"とは"見えるもの"にすること
～見える化の極意～

心に思ったことが、なぜ現実にはならない人が多いのでしょうか？ しかしその一方で、次々と着実に現実にしていく人たちがいます。実行できない理由もあるから現実にならないだけなのです。

現実にするためには、いくつかの方法があります。

ここで、ある文章を紹介します。

——心は無形のもの、それを有形化する、つまり書くという作業をする。

すると、文字化される。

すると、見えるものとして無形のものを有形として、感じとらえることができる。

すると、筋道が立つ、行き先・方向が定まる。

すると、その目的・目標に行くための道、行動計画が立てられる。

次に日付を入れる。

自分の定めた目標（ワク内）で、何ができるか考えることができる。

約束する、自分ともしくは他人と。

第3章 院長が身につけるべき 体（BODY）の章

そして、動くと結果が出る——

重要なポイントは「書く」という作業で、見えるものにすること、つまり見えないものがコミュニケーションの心・技・体の「体」では、表現すること、つまり見えないものが「おもてにあらわれること」が原理原則です。

「書かないから現実にならない」——これは、極端な考え・表現かもしれません。しかし、多くの成功者とよばれる人たちは、

想い→考える→書く→日付を決める→動く→結果

この繰り返しによって夢を叶え、目標を達成してきたのです。

「書く」とは、思考を現実化するもっとも偉大な力であり、厳密には、

書く→何度も見る→また書く→親しい人にのみいう

という繰り返し・繰り返し・繰り返しのサイクルこそが、想いを現実化するもっとも有効な方法です。そして、必ず情報を一元化することも忘れてはなりません。

● 手帳に書く……（行動用）
● ノートまたはファイルに書く……（計画用）

これらを常に整理し、整合し、徹底して見直す、そして期日を決める（設定する）のです。

想い→考える→書く→日付を決める→動く→結果となるのです！

137

5 毎日実行する人は必ず成果を出す

実行とは、常に実になる行動をいいます。

当たり前ですが、

日々の行動が1週間後の自分をつくります。

日々の行動の積み重ねが1ヵ月後の自分をつくります。

日々の行動の努力が半年後の自分をつくります。

そして、日々の行動の楽しみが、1ヵ月後、半年後、1年後、5年後、10年後の楽しみをつくっているのです。

毎日の実行の積み重ねが、必ず成功へと自分を導いてくれます〔次ページ図表11、図表12〕。

「積み重ねのアセスメント」を、自分のオリジナルで作成して、何度も何度も繰り返しながめてみてください。毎日実行する人は、必ず成果を出しますよ。

積み重ねのためのアセスメント——

私は、人生を成幸するために〇〇を必ず毎日します!

第3章　院長が身につけるべき　体（BODY）の章

〔図表11〕　　　　　思考と行動がもたらす5つの法則

★思考は、行動を起こす人にのみ、結果・成果をもたらします！
★思考は、行動を起こす人にのみ、夢・目標をもたらします！
★思考は、行動を起こす人にのみ、理想の自分をもたらします！
★思考は、行動を起こす人にのみ、強みをもたらします！
★思考は、行動を起こす人にのみ、楽しさ・感動・喜び・幸せをもたらします！

〔図表12〕　　　　　　　5つの実行

● 実行とは、大小にかかわらず積み重ねです！

● 実行とは、高低にかかわらず積み重ねです！

● 実行とは、早遅にかかわらず積み重ねです！

● 実行とは、前後にかかわらず積み重ねです！

● 実行とは、成果にかかわらず積み重ねなのです！

6 目標設定の落とし穴！どうすれば夢を達成できるのか

こんな言い方はかなり失礼だということを、百も承知であえていいます。夢を腐らすことを得意とする人は、なぜこんなにも多いのでしょうか？

第1は、自分にはそのような大それたことをする才能も能力もないと、最初から才能も能力もないと諦めていた人は、絶対にいないはずです。

第2は、「夢を持つということを、そもそも教えてもらったことがないので、どうすればよいかわからない」という会話を当たり前のようにしていること。これは本当にそうなのか、夢という言葉自体を言葉にするのが恥ずかしいことによる照れからきているものなのか、という違いはありますが……。

第3は、身近にドリーム・メーカーのお手本となる人がいても、その人を**自分とは違う**「**特別な人**」扱いしてしまうことです。

以上のことから、いつの間にか意識的にではなく、無意識に夢を腐らしてしまうことが当たり前になっていったのではないでしょうか。

第3章　院長が身につけるべき　体（BODY）の章

そこで、先生の子どもの頃の夢を引っ張り出し、思い出し、今現在の夢とを照らしてみてください。

● 子どもの時の夢……
● 今の夢……

そして、**夢・目標を持つことの大切さを、今一度よみがえらせてほしい**のです。諦めることなんてありませんし、ましてやもう遅いことなんて絶対にないのです。

次の作文を読んでください。

【僕の夢】
――僕の夢は一流のプロ野球選手になることです。そのためには、中学・高校と全国大会に出て活躍しなければなりません。

活躍できるようになるためには、**練習が必要**です。3歳から7歳までは、180日くらいやっていましたが、3年生の時から今までは、365日中360日は激しい練習をやっています。だから、1週間の中で友達と遊べる時間は5、6時間です。そんなに練習をやっているのだから、必ずプロ野球選手になれると思います。

僕は3歳の時から練習を始めています。

そして、その球団は中日ドラゴンズか、西武ライオンズです。ドラフト入団で契約

141

金は1億円以上が目標です。僕が自信のあるのは投手か打撃か去年の夏、僕たちは全国大会に行きました。そして、ほとんどの投手を見てきましたが、自分が大会No.1選手と確信でき、打撃では県大会4試合のうち、ホームラン3本を打ちました。そして、全体を通した打率は5割8分3厘でした。このように自分でも納得のいく成績でした。そして、僕たちは1年間負け知らずで野球ができました。だから、この調子でこれからもがんばります。そして、僕が一流の選手になって試合に出られるようになったら、**お世話になった人に招待券を配って応援してもらう**のも夢のひとつです。

とにかく一番大きな夢は、野球選手になることです。

〜致知より〜

これは、今をときめく大リーガー、鈴木一郎ことイチロー選手の小学校6年生の時の作文です。夢を実現する上でもっとも大事なことが何かを語っている一例です。

大切なことは、夢に対し**一切の迷いがないこと**、夢を**素直に信じる**こと、夢に**本気、本腰で命を燃やせる**ことではないでしょうか。

そして、作文の最後にもあるように**感謝の気持ちを持ち続ける**こと。人生に、終わりはあるやもしれませんが、けっして夢に終わりはありません。

第3章　院長が身につけるべき　体（BODY）の章

7 夢を目標に、目標を予定（スケジュール）に変えて実現する　～ビジョンシートと手帳の活用法～

ここでは、【4】で書いた「必ず情報を一元化する」ため、目標を実現するためのツールとして2つのアイテムを提案します。

ひとつは手帳で、常にそれに書くという**(行動用)ツール**です。

もうひとつは、ノート（日誌）やファイル、専用のシート（ビジョンシート）などに書くという**(計画用)ツール**です。

この2つを常に整理し、整合し、徹底して見直す、そして期日を決める（設定する）ことが、夢を叶え目標を達成するための要件です。

手帳は、基本的にどんなものでもかまいません。やりたいことやするべきことを、自分自身との約束として忘れないようにするために、予定化するスケジュール表ですから、自分が書きやすく扱いやすく、常に携帯できるものがよいでしょう。市販の手帳でも小型のノートでもかまいません。

なお、145ページに「ビジョンシート」のサンプルを掲載していますので、ぜひ活用してください。

143

夢とは──
夢（ひとときのゴール）までの道のりを理解し、
走れなくなっても、
歩けなくなっても、
這ってでも、
1センチでも、
1ミリでも、
1分でも、
1秒でも、
コンマ何秒でも、
常に近づけること、前にすすむこと、
動くこと！
夢におわりはなし、
人は皆【夢の途中】なのだから……

第３章　院長が身につけるべき　体（BODY）の章

〔図表13〕　　　　　　　　　ビジョンシート

年間テーマ【　　　　　　　】	ビジョンシート	NAME（　　　　）
	year sheet	
		年　／　～　／　まで
現状の問題点 もっとよくしたい点！	具体的改善行動 どうすればよくなるか	夢・目標・目的！ なりたい・こうなる！
記入日		達成期日
／	→	→	／
／	→	→	／
／	→	→	／
／	→	→	／
／	→	→	／
／	→	→	／
／	→	→	／
／	→	→	／
／	→	→	／
／	→	→	／
／	→	→	／
／	→	→	／
／	→	→	／
／	→	→	／
／	→	→	／
／	→	→	／
／	→	→	／
／	→	→	／
／	→	→	／
／	→	→	／
／	→	→	／
／	→	→	／
／	→	→	／
／	→	→	／
／	→	→	／
／	→	→	／
／	→	→	／
／	→	→	／
／	→	→	／

8 夢が生まれる背景にあるもの

先生の夢や目標は何でしょうか？　私の夢は、歯科専門のコーチは当然ですが、もうひとつは、地域のためのBOXING GYMを作ることです。

この夢の背景には、ボクシングの良さを広めたいだけでなく、実は2つの**ネガティブな想い**から出た自分への答えでした。ひとつは、プロテストを受けながら、自ら挫折したことへの後悔の想い。もうひとつは、その時のコーチの傲慢な練習生に対する態度への怒りから、将来絶対に自分がコーチになって、人を育ててみせるという想いです。

動機はネガティブかもしれませんが、その当時、自分のあきらめた心のお陰で、とんでもないと思っていたコーチのお陰で、今の素晴らしいと思える**夢**が**生まれた**のです。

その時、はじめて後悔がなくなり、怒りが消え、感謝の念さえ出てくるようになりました。一見マイナスやネガティブだと思っているエネルギーをリサイクルすることが可能なのだということも知りました。

大切なことはネガティブシンキングやポジティブシンキングではなく、フリーシンキング、自由な思考（とらえ方）を持つということなのです。

第3章　院長が身につけるべき　体（BODY）の章

9 笑顔が生み出す本当の力と意味について

笑顔が、自分自身や人を幸せにすることは、今どき幼稚園の子どもでも知っています。

私の心の根っこに、幸せの原点は**「自分の周りの大切な人たちの笑顔が見れることと笑い声が聞けること、そして腹の底から笑えること」**にあります。

この笑顔という言葉に対する想いというのは、自分にとって特別な意味があります。恥ずかしい話ですが、ある時期に深く深く悩み、自分ではどん底という暗闇に落ち込んでいた時がありました。

病院に行ってはいませんので何ともいえませんが、多分その当初、病院で診てもらっていたら間違いなく、鬱だったと思います。正直、何度か「自分はこのまま、死ぬんじゃないか……」と思ったときもあったほどです。

今だからこそ笑って話せていますが、少しラクになってから思い出したときに、あの時本当に死んでいたら……と、自分でもゾッとしたことを覚えています。しかし、その時の自分の経験があったからこそ、今の自分があるのです。そう思うと、今が本当に心の底から「幸せなんだ」と思える自分がいることに気がつきました。

147

その当時、「人間の幸せって、自分の幸せって、大切な人の幸せって、本当の幸せって何だろう？」と深刻に、いえ真剣に考え抜いた結果、関西弁でいえば、

「そうや！ 人は、いかにも楽しそうに笑顔でいられるとき、思いっきり笑い声が出せるとき、そんな状態・瞬間こそ、ほんまもんの幸せなんや！」

とカラッポの、自分の頭の中を最大限振り絞り、絞り出して出た答えがこの【笑顔の状態】でした。単なる笑顔ではなく、常に笑顔、つまり【笑顔の状態】です。

笑顔は動いている、笑顔はすすんでいる、笑顔は止まっていない、**笑顔は進行形**です。

とはいっても、いつもいつもヘラヘラ笑えということではありません。私が言いたいのは、**自然に湧きあがってくる笑顔と自ら創り出そうとする笑顔**です。

こういう話をすると、決まって

「じゃあ、無理につくり笑顔で笑うなんて必要ないですよね」

「他人からムスッとした顔に見えるよと指摘されても、私は私ですから、愛想笑いはしたくないです」

というスタッフがいます。

しかし、こういうスタッフは、

・日常の習慣

148

第3章　院長が身につけるべき　体（BODY）の章

- **親からの教育と躾（しつけ）**
- **過去の本人も気づかないほどの無意識のトラウマ**

から、こういう態度や言葉が出てくるのです。

「そんなことは、いわれなくてもわかっている」

「だったら、どうすればそれを治せるのか！」

答えはびっくりするほど簡単です。院長自らが**最幸の笑顔**で接してあげることです。

なぜその人（目の前の人）がそういう心の状態なのだと、どれだけ理解してあげられるのか、安心させてあげようとするのか、心から信用してあげるのか、それのみです。

たとえば、スタッフを雇用した後に、そのスタッフの問題で悩まされるときもありますが、その人を選んだ、雇った院長（経営者）の責任もあるのです。そのことを棚にあげて、目の前のことから避けて、逃げて、かかわろうとしないことが、果たしてよいのでしょうか。この先、何度も同じことを繰り返すのでしょうか。

もちろん、親の教育やしつけの問題もあるでしょう。しかし、そうしたことを踏まえて、どこまで目の前の人にかかわろうとするかだけです。

医院であれば、その**組織の理念にそった人間なのか**、そうでなかったら、どうかかわっていくべきか、ということです。それをリーダー自身が、本人にも理解させて教えてあげることが**必要**なのです。

「そんな理屈はわかっている。当たり前のことだ、当然だ」とお思いでしょうか。
「そんな面倒くさいことを、何でしなくちゃならんのか」とお思いでしょうか。
「なぜ、そこまでやらなくちゃいけない」とお思いでしょうか。
ですが、うまくいった人やうまくいった組織はそれを**やります**。そして、うまくいかない人や実際にうまくいっていない組織は、それを**決めません**。やらないのではなく**決めない**のです。

「**思います**」を「**やります**」とする、**決断の心**なのです。
院長とは、組織のリーダーとは、トップとは、それが仕事です。
そして、何よりも最初が肝心です。親であれば生まれてからの教育と習慣、院長であれば面接時から理念の浸透や価値観教育、仕事の基礎教育を、愛情込めて実践することです。このびっくりするほど簡単な答えを、なぜ実行できないのかは、その人の**あり方・振る舞い**にあります。そして、自分自身の心の軸（明確な理念）ができていない、心構え（準備）ができていないからなのです。

「オレの仕事は歯科医師、ドクターとして診療することが仕事なんだ」
私がかかわらせてもらっている先生方は、この言葉・気持ちを悲痛な面持ちでいつも言われます。私自身にもそのことが痛いほど伝わってきます。
中には「そんなことは当たり前だ！」「そんなことをわからないヤツは開業するな！」

150

第3章　院長が身につけるべき　体（BODY）の章

「それなら勤務医をしていろ！」といわれる先生もおられます。確かにそのとおりかもしれません。しかし、いろいろな考え方、状況に置かれた多くの先生方がいるのです。

大学でドクターとしての治療学は学べても、院長として、トップとしての仕事、マネジメントについて学んできていません。経営センスをどう身につけるべきか、リーダーとはどうあるべきかなどということは習わなかったのです。

人は自分ができることは、他人もそれができて当たり前だと、勝手に思い込み、無意識に認識しています。

院長がスタッフに対して、「こんなこともできないのか？　なぜこんな当たり前のことがわからないんだ！」と思い、腹立たしくなるのもわかります。しかし、そう思った瞬間、高みの目線で見た瞬間、同じことをスタッフからも思われています。

私の尊敬する原田隆史先生から教えていただいた言葉です。

「挨拶をしない子どもがいる、礼儀を知らない子どもがいる、しかしそのことを教えない周りの大人がいる、大人がやらないこと、大人が教えないことを、どうやって子どもが理解でき、行動に移せるのか？　教えない、伝えない大人がアホなんです！」

自らが仕事で、日常で、できるようになる、**身につけること**ができなければ、意味がないんだと気づかせてもらいました。

「Smile! It Makes you Happy」——私の好きな言葉です。

これは、秋篠宮紀子様が卒業文集に書かれた「Smile（笑顔）それがあなたを幸せにします」という素晴らしい言葉です。自分自身の笑顔が自分を幸せにする、そして周りも幸せにする、**自分も相手も同時進行**なのです。

自分が笑顔で接することで、**周りの人たちが笑顔になってくれる**——笑顔の状態にはそんなパワーが秘められています。

笑顔はうつります、伝染します。逆に、**怒りもうつります、伝染します。**どうせうつるなら**笑顔をうつしましょう。**

もうひとつ、笑顔のパワーの意味があります。それは笑顔には無意識に「**自分には余裕があるんだ！**」という自己暗示、自己メッセージが含まれていることです。

笑いながら怒れる人は、一部を除いてそうはいません。だからイライラしたとき、ムカムカしたとき、無性に腹が立ったときに、笑顔を出しましょう。つくりましょう。これは**日々のトレーニングで可能**です。

だまされたと思って、何度も試してください。**効果抜群**です。

10 人生とチームは掛け算

歯科医院の経営にかぎらず、チームとはズバリ**掛け算**です。

1人の実力が高ければ高いほど、チームを数倍にも大きくします。しかし、その反対に、たった1人のわがままや自分勝手な行動のために、いとも簡単に**組織は崩壊します**。

そして明らかに、その1人のせいで、何ともいえない雰囲気、嫌な空気、パワー不足になるのは否めません。

私は、**人生も同じく掛け算**だと思っています。

先生なら、どんな文字を入れるでしょうか？考えてみてください。

人生の掛け算とは「**自分×環境＝人生**」という計算式です。

つまり、自分×環境により、どんな結果・人生を得たいですか？

先生方は、自分×環境により、どんな結果・人生を得たいですか？

つまり「〇〇な自分」という、どんな自分かを自分自身で知り、磨き、高めるのか。

そして「□□な環境」という、自分の周りや他人とのかかわりを、どうつくっていくのか。

それにより「☆☆な人生」という、自分の得たいことやなりたい状態、叶えたい夢など、

〔図表14〕　ライフ・バランスコミュニケーション

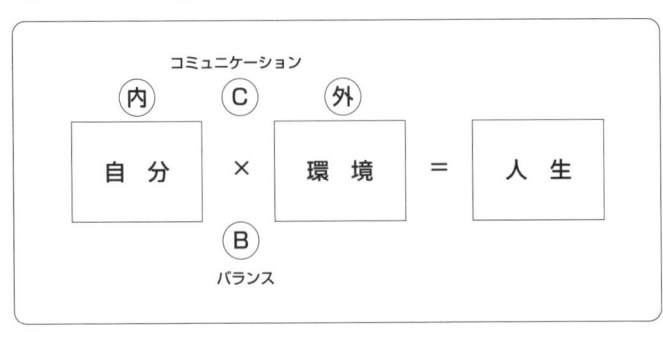

```
              コミュニケーション
       ㊥     Ⓒ     ㊤
      ┌─────┐    ┌─────┐    ┌─────┐
      │ 自分 │ ×  │ 環境 │ =  │ 人生 │
      └─────┘    └─────┘    └─────┘
              Ⓑ
             バランス
```

どんな人生を生きたいのか、どんなやりがい・生きがいをもって過ごしたいのか。

それは、すべて**自分自身の思考と環境**が、自分の人生を創り上げるからです。

私は、**自分をピカピカに磨き、プラスでかかわり、ハッピーな人生を送りたい**。そのために、自分自身が何をするべきなのか、何をするべきでないのかを、トレーニングしています。

そのトレーニングをクライアントの皆さんと、日々創り上げ、磨き上げ、ますます**スキルアップ**させていきます。自分とクライアントとのかかわり、自分×環境という**掛け算**は、**自分のパワーが高ければ高いほど、クライアントのパワーが大きければ大きいほど、セッションでのエネルギー**も増していき、そして、もっと多くの方にエネルギーパワーが広まります。

チーム力とは、人生とは「**一人ひとりの力、そしてみんなの力の掛け算**」なのです。

11 トレーニングとは修業と修行のバランス力

学習には、体得して自分のものにするには9年かかるという説があります。

これは、インド王族の王子3兄弟の末っ子「だるま」が、お釈迦さまの直弟子として修行をし、ブッダの教えを60歳まで広め続けたお話ですが、3年は真似る、6年で自分のものにする、9年で自分流にするという修行の過程のことです。

先生方は「守破離」という言葉を聞いた方も多いのではないでしょうか。守破離とは、茶道や武道などで、日本文化の修行の過程を示す言葉の一つです。

剣の世界では「初伝・中伝・奥伝」、技でいう「基本・変化・応用」のことですが、簡単にいえば、まず師の「型」の真似・学習から始め、それを身につけ、考え、研鑽し、最終的には自分自身の「型」を習得するということです。その結果として、新たなる「技（型）」が完成・創造され、技は永久に伝えられ、道となるということです。

第1段階である「守」は、基礎・基本、建築でいえば土台・骨組みのことです。師の教えである「型」を守る、学ぶ時期です。

155

疑うことなく、一心不乱に誠心誠意ただひたすら師・先輩などの教えを守り、真似て真似て、学んで学んで型の反復練習により身につける時です。学べる喜びや成長がはっきり見える時期で、この最初の学習・学びの段階が「守」です。

第2段階である「破」は、変化・応用です。学んでいる師・先輩などの教えである型の型、悪癖を破り壊し、再構築する時でもあります。身につけたと思い、慢心・過信で小さくまとまった自己の【技術】を深め広げる時期です。

大きく成長・発展するために、技を完全に身につけるために、未熟な自己の型を打ち破るために、研究・変革の段階が「破」です。初心に帰り、自らの学ぶ姿勢を反省し、素直に、謙虚に、自分なりに考え、思考錯誤を繰り返す時期です。

自分以外の優れたものを認める素直さが必要であり、謙虚に良いものに気づき、学ぶ精神や行動が必要な時であり、かた（型）に、ち（血）を通わせ、命を与えることにより「かたち（形）」となり、技が見えてくる時期でもあります。

第3段階である「離」は、自由・創造、ありのままという、自分のオリジナルの完成形といえます。

「型」が身につき、「技」へと昇華・完成される時期であり、人が箸や茶碗を使うように、型を意識することなく、忘れ、離れて、心技体一如となり、自由自在にできることです。その結果、独自の世界、その人自身の「技」が、自然に創出されます。この段階が

156

第3章　院長が身につけるべき　体（BODY）の章

「離」です。

コミュニケーションの基本は「**愛拶に始まり愛拶に終わる**」と心の章の［6］で書きました。この基本中の基本がしっかりと身についていれば、応用が身につき、「**自分のものにできる**」のです。

そして「**基本を守り、基本から応用を見出し、自分の型を見つける。それでも、基本を忘れるな**」ということを忘れないでください。

私の尊敬する日中の交流事業を仕事としている菅野芳宣さんに聞いたお話です。

——企業内での「しゅぎょう」と個人での「しゅぎょう」の意味は何が違うのか？

「しゅぎょう」によって、何を求めてすすんでいくのかは、組織と個人とで意味が違います。**修業**とは、**企業（組織）**の中で「円」を求めるもの、つまり経営をする上で利益を追求するということです。

一方、**修行**とは、**人（個人）**の中では同じ「えん」を求めてはいても、えんの前に「御」がつくことによって、「御縁」となり「御利益」となるのです——

何が言いたいのかといいますと、企業・会社・医院という組織の中で「円」という「利益」を求める一方で、「**人**」という「**宝**」を大切にする「**ご縁**」。この両方の調和をいつの日も忘れず、日々仕事に打ち込んでもらいたいということです。

修業と修行のバランス力——人が働く上でけっして忘れてはいけないことです。

157

12 信頼（築く）とは自信と頼るココロ

職場においても、家庭においても、親友や恋人でも、人間関係において「信頼関係」を築きさえすれば、人生はバラ色ではないでしょうか。

まず信頼関係ができている状態とは、どんな状態でしょうか？

「信頼」の信は、自信の「信」のことです。つまり**自分のことを**指します。そして「信頼」の頼は〝他寄る〟（たよる）こと。つまり、頼り頼られ自分以外の他の人が寄ってくることで、**お互いのことを**指します。

ここでいう「頼る」とは「もたれ合い」や「寄りかかる」ことではありません。

信頼関係とは、自信があること、**自分を信じることができる心持ち**であることが重要です。あなただったら、もし自信のない頼りない相手に対して、果たして信頼することができるでしょうか？

逆に、自分に自信のない状態で、相手から「**私は、あなたに全幅の信頼をおいています**」といわれたらどうするでしょうか？

自分で自分を信じることで自信ができ、その自信によって相手に頼られる関係性を信頼

158

第3章 院長が身につけるべき 体（BODY）の章

関係といいます。信頼関係ができていないとは、心のどこかで自分のことを無意識にですが、**信じ切れていない自分がいる**ということです。

当たり前のことですが、たとえ全世界の誰からもあなたのことを信じないといわれたとしても、自分だけはあなたのことを**信じてあげることができるはず**です。自分を信じてあげることができなくて、他人を信じることなどできるわけがありません。

「私はできるんだ！」
「オレはスゴイ！」
「私はスゴイ！」

このように思い、振る舞えば、自然に相手が信じてくれます。周りが信じてくれます。頼ってくれます。集まってきます。

まず心の底から自分に自信をもつこと、そして、相手の自信を引き出すこと、それが本当の本来の**「信頼関係」**です。

159

13 人生とはライフトレーニング、ココロの大掃除を実践しよう

〔図表15〕　　　　ココロの5S

整理	いるものといらないものを**分ける**！
整頓	それらを何であるかを**明記する**！
清掃	即行動・手足カラダを**使う**！
清潔	整理・整頓・清掃を**維持していく**！
しつけ	4つのことを思考の習慣として**身につける**！

　医院を良くしたい！　もっといえば人生を良くし、豊かにしたいのであれば、**ココロの大掃除**を実践することです。

　ココロの大掃除とはあまり聞きなれた言葉ではないかもしれませんが、いたって簡単なことです。部屋やモノを掃除・整理したりするのは当たり前ですが、**人**や**ココロ**の整理・掃除をするとは、どういうことでしょうか？

　ココロの掃除とは、コミュニケーションの心技体というコミュニケーション力を高め、磨いていくことにより、想いや考え方・行動が整理・整頓されていくことです。

　その中でも、**情報の選択**が重要です。人のココロは、他人の動向やそれに関する情報にものすごく敏感です。ましてや、パソコンなどの急激な普及により、情報が氾濫しています。だからこそ、この多すぎるほどの情報に惑わされないでほしいのです。

160

第3章　院長が身につけるべき　体（BODY）の章

今の世の中、確かに情報がたくさんあることは便利だとは思いますが、現代病としてこの情報過多は深刻な問題です。情報とは、

自分が**何のためにその情報を得るのか？**
誰からの情報？　誰の情報？　何の情報を知りたいのか？

このことを、自分自身がわかっていない（正確には知らない）のに、詰め込みすぎると**カラダに、そして心に良くありません**。情報の絞り込みを今一度考え、しっかりと意識し、選択してください。数ある情報の中から、人（心）という情報の見極めをしっかりと持ち、自分自身の中で、本物の情報の取捨選択をしてほしいと思います。

モノについては、部屋が荒んでいると、必ずといっていいほどココロも荒んできます。キレイな気持ちで、スッキリと迷いのない仕事や生活や人生を送りたければ、身の回りすべての環境の大掃除をおすすめします。

最後に、人の整理整頓について、
その人にとって自分自身にとって、どんな人なのか？
相手にとって自分の存在が必要なのか？
自分にとって相手の存在が必要なのか？
ぜひこの機会に考える時間をとってみてください。あなたの仕事・生活・人生にとって、必ずお役に立てるココロの大掃除、ライフトレーニングを実践してみてください。

161

14 育てるという本当の意味～文化を育て、後世に残す～

大阪に、知る人ぞ知る有名なカーショップがあります。そこのKさんとは、ずいぶん親しくさせていただいています。5年くらい前、ニュースレターを作るネタとして、インタビューにおうかがいしたときの内容です。

《Q》 仕事を行う上での姿勢・想いとはどのようなものでしょうか？

《A》
① 常に勉強熱心である。
② 問われたことに関してキチンと説明ができる（つまり、専門分野についての知識・技術を向上させることは当たり前のレベル）。
③ プロとして自分自身が経験・体験してきたことを正確に正直に伝える。
④ 良いものを見極める力を常に養う。
⑤ その上で、お客さんとの関係は常にフィフティーフィフティーでありたい。

これは、歯科医院でのリーダーとしての姿勢や、患者さんへの対応（コミュニケーション）においても本当に参考になることです。

そして「これからの夢というか目標については、どんなことをお考えですか」とお尋ね

第3章　院長が身につけるべき　体（BODY）の章

したら、次のような答えが返ってきました。

「イタリアで毎年行われている、ミッレミリアという1000マイル（約1600キロ）を3日間で走らせるイベントに毎年参加をしたい」

ミッレミリアは、参加するほとんどの車が、50年以上前に造られたレトロな希少な車で、400台近くがエントリーするという、年に一度の国の一大イベントなんだそうです。子どもたちが、幼い頃から慣れ親しんできた、岸和田のだんじり祭りみたいなものです。

実は、大阪から72歳の方が、毎年参加されていたそうですが、毎日点滴をされているほどの身体の状態らしいのです（その当時参加されていたのは9回目）。よっぽど車が好きじゃないとできないです。なにせ1日500キロで3日間連続走行ですから、モノスゴイ情熱です。

最後に、Kさんからお聞きした言葉に深く感動しました。

「自分たちの仕事は【車】という文化遺産を後世に残し、伝えるために、一時的にお預かりしているのです。その上でビジネスとして成り立っているようなものですね。これからも日本にはない、文化のある車を紹介したり、日本の自動車文化を育てたいですね」

そんな熱いメッセージが聴けたことが、最高のインタビューでした。

そして、このインタビューにより、歯科医療という仕事そのものに愛情を持つことや、地域医療を育てることの大切さに気づかせてもらったことに感謝しています。

夢はいくつになっても叶えられる！

163

15 メイクアップアーティストに学ぶ
～コミュニケーションの関係性～

ある日のテレビに登場した、カリスマメイクアップアーティストと呼ばれているメイクさんの話しが強烈に印象に残っています。

「**私たちメイクという仕事は、その人本人の持っているものを最大限に活かすことをお手伝いする、ただそれだけです。それ以上でもそれ以下でもないんです！**」

私はその瞬間、コミュニケーションという関係性において、ものすごく重要なこと、いつの間にか忘れていた一番大切なことに気づかせてもらいました。

メイクアップも、コミュニケーションも、目の前の相手と自分自身が一緒になってつくっていくことで、その人自身の何十倍何百倍もの美しさや力が発揮されます。

コーチングとは、ありのままのその人の力、自然治癒力を信じ、あとはサポートをするだけ。1人でやれることは所詮たかがしれています。ですから、誰かと創り上げることにより、多くの喜びを分かち合えることができるのです。

対話、コミュニケーションの中で、多くの気づきを得て、その人の持っている最高のものを築き上げていく――これこそが「**コミュニケーションの恐るべき力**」なのですから。

第3章　院長が身につけるべき　体（BODY）の章

16 タイミングとはチャンスである

人とのかかわりの中で、タイミングというものが、ものすごく重要な意味をもつものだとつくづく感じています。しかし、タイミングとひと言でいってもさまざまです。

☆出逢いのタイミング
☆声をかけたり、話すタイミング
☆売り込むタイミング
☆雑談から本題に切り込むタイミング
☆帰るタイミング

あるコンサルタントの先生が「タイミングイズマネー」といわれたのを思い出します。私はタイミングとは、自分にとっての最大・最高という絶好のチャンスだと考えます。そのタイミングという絶好のチャンスをもっとも必要なものとは何なのでしょうか？　それは**「準備力」**です。忍耐といってもいいかもしれません。チャンスという幸運が、いつ・どこで・どんなカタチできてもいいように、じっと待って、**最大限の「準備」**をしておくのです。といって、特別なことをする必要はなく、日々

のコツコツとした積み重ねが、タイミングというチャンスがきたときに実を結びます。

サッカーのオシム監督が「準備力のない選手は、いかなる優れた選手でも十分な実力を発揮することはできない」と、テレビで話していたのを聞いたことがあります。

院長先生の中にも、患者さんやスタッフへの話を切り出すタイミングが良くない方が多く見受けられます。「ここだ！」というタイミングをけっして逃がさないためにも、普段からしっかりとコミュニケーションをとっておくことが必要です。

人生では、時間とチャンスを活かすための準備力がものをいいます。「タイムイズライフ、タイミングイズライフ」とは、人生においての生活・命そのものそして、今だという一瞬一瞬も人生そのもの大きな目標と1日1日、一瞬一瞬の目の前の大切な時間を大切に日々ココロとカラダのトレーニングあるのみです。

来院者に対して、健康観を上げるためのタイミング、チャンスを見逃さぬための「準備力」、コミュニケーション力を磨き続けるということではないでしょうか。

あなたがこの本を手にとり、ここまで読んでいただいているのも何かのご縁、本を通してのタイミングです。ぜひそのチャンスを「行動」に活かしてもらえれば、こんな嬉しいことはありません。

17 人とのつながりを大切にする

コミュニケーションにおいて、人とのつながりを大切にすることが何よりも成功の秘訣といえます。

ここで「つながりを大切にする」とは、次の2つのつながりのことをいいます。

① ひとつは自分以外（他者）とのつながりです。
② もうひとつは自分自身とのつながりのことです。

まず自分と他人のつながりを明確にしましょう。

つながっていたい相手はどんな人ですか？

つながっていたくない人はどんな人ですか？

イメージしてみてください。想像（創造）してみてください。

本当につながっていたい人とはどんな人ですか？

後でなんていわずに、今すぐ想像してみてください。

人は、1人でできることなんて、本当に限られています。

〔図表16〕　　　つながりを大事にできる法則

- 敵をつくらない！（いかなるときも）
- 態度を人によって変えない！
- 小さなことでも感謝できる！
- 用がなくてもつながっておく！
- 同じ志の人とつながる！
- プラスの人とつながる！
- できる人とつながる！
- 強みがある人とつながる！（何でもよい）
- 約束を守る人とつながる！
- 合う人とつながる！（つながりたい人とつながる）

1人では、どんどんシェアが狭まり、大したこともできません。

しかし、たくさんのつながりを、あなたが大事につなげることができれば、本当に無限の可能性を、あなたにもたらすことができます。本当に自分にふさわしいものが、引き寄せられるようにつながってくるのです。

だからこそ、自分が理想とする、目標とする自分になるために、

・自分とのコミュニケーション
・スタッフとのコミュニケーション
・患者さんとのコミュニケーション

を向上させ、深めていき、楽しみましょう。

第3章　院長が身につけるべき　体（BODY）の章

18 "変わる"ってどういうこと?

多くの人たちは「相手が変われば、自分も変われるのに……」と思っています。これを条件方といいます。

しかし、自分がそう思っているということは、相手もそう思っているということであって、結局は自分自身が変わらなければ、相手が変わることはまずないでしょう。

これは、反対に相手が変わることで、自分が変わってしまうということが起こりうるということです。つまり、相手が変化することによって、相手に自分がコントロールされてしまうということです。

それはいったい何を意味するのでしょうか？

永遠に、自分は相手によって振り回されるということが、今後、毎回起こるということを示しているのです。なぜこんなことが起こるのでしょうか？

それは、

相手が変わる→影響される自分がいる→また相手が変わる→影響される

外的にコントロールされる危険性とは、この繰り返しなのです。

169

では、外的コントロールされないためにはどうすればいいか？簡単です。**自分の信念という軸を持ち、揺るぎない自分をつくればいい**、それだけです。

人を変えるのではありません。自分自身が変わることで、周りの人たちの「**自分を見る目**」が変わったから、人が変わったと思うだけです。人が変わったのではなく、「**自分を見る人の目**」が変わっただけなのです。つまり、自分自身が変わったことにより、相手との「**関係性**」が変わったのです。

人は、自分の周りの人や環境が、その人を映し出すといいます。今の自分がどういう自分か知りたければ、周りを見ればわかります。

どんな自分でありたいか？

院長（スタッフ）として

上司（部下）として

夫（妻）として

男（女）として

父（母）親として

その志そのものが周りを変えていく**チカラ**となります。

人は、変わるというより「**成長**」していくのです。

170

第3章 院長が身につけるべき 体（BODY）の章

〔図表17〕コミュニケーションは心・技・体のバランス

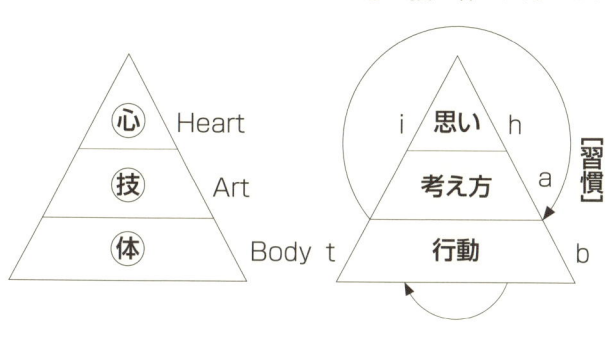

```
   心  Heart              i  思い  h
   技  Art                  考え方    a  [習慣]
   体  Body    t           行動      b
```

19 習慣とは"心技体のバランス"をクセにすること
～Hab it 輝く医院を創る習慣づくり～

最後に習慣のお話をします。習慣とは当たり前のことですが、癖のことです。

学習の5段階でもお話ししましたが、体が勝手に自動的に動き出すようにできるようになるまで、無意識で動くように、トレーニングすることです。

トレーニングで身につけて、自分のものになるためには、心技体のすべてのバランスがとれて、習慣化ができていなければいけません。

心は思い（HEART）、技は考え（ART）、体は行動（BODY）です。それぞれの頭文字を合わせると「**Hab it**（習慣）」となります。

院長としてリーダーの習慣がとれているか？ しっかりとコミュニケーションが習慣化されているか？ 今一度当

171

たり前だと思っている習慣に目を向け、向き合ってみてください。

思っていることや感じたことを、考えという自分の中でルール化し、その考え方を体でどう表現するのかが、コミュニケーションそのものです。

その心技体の習慣化こそが、真のコミュニケーション力なのです。

潜在意識の専門家の石井裕之さんが、習慣について次のようにいわれています。

・理屈レベルは1日
・感情レベルは1週間
・性格レベルは1ヵ月
・身体レベルは1年

身につけたいテーマによって、**それぞれのレベル**があります。この点を知っていて理解するのと、理解していないのとでは、習慣化の定着やスピードが違ってきます。パソコンを覚えたいのか？ 車の運転を覚えたいのか？ 名前を覚えるだけなのか？ 覚えたい項目によって、かかる**時間や日数は違ってくる**のです。

★仕事の中で
★日常の中で
★これからの人生で

あなたはどんなテーマの習慣化を目指しますか？

172

第3章　院長が身につけるべき　体（BODY）の章

20 スタッフモチベーションアッププロジェクト
〜ある医院の取り組み〜

〔図表18〕は、どうすればスタッフのモチベーション・やる気が持続・継続し、向上させられるのかについて、ある3医院の合同プロジェクトという形で私がまとめたものです。

これを見てもおわかりいただけるように、やはり**トップ・院長**が、**患者さんやスタッフに信頼されること**が、最重要だということは一目瞭然です。そのためにも、しっかりとした**明確な理念を持ち**、それを**伝え語り続けること**が大事です。

そして、心（メンタル）を鍛え、知識を学び、スキルアップし続けることが求められています。

〔図表18〕をもとに、具体的に説明していくことにしましょう。

第1の柱では、**トップのリーダーシップ**が求められていることを示しています。

第2は、スタッフ一人ひとりが、

来院者からの評価
院長からの評価

173

〔図表18〕　スタッフモチベーションアッププロジェクト
　　　　　　～ある医院の取り組み～

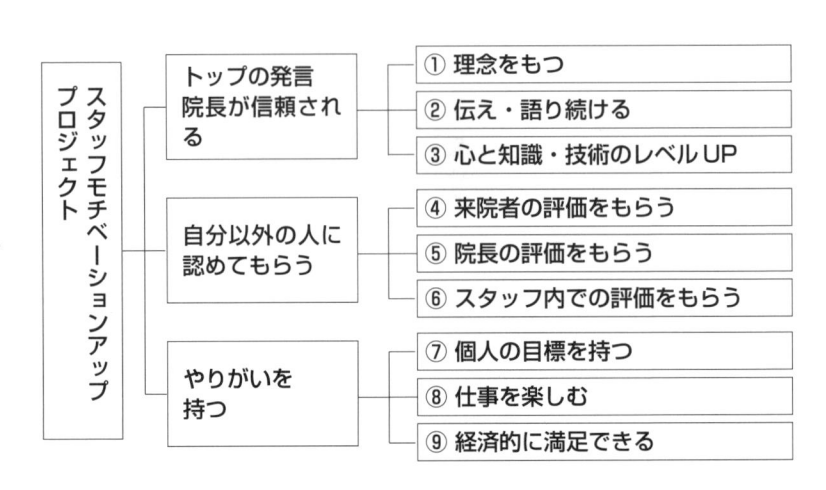

```
                    ┌─トップの発言     ┌─① 理念をもつ
                    │ 院長が信頼され ─┼─② 伝え・語り続ける
                    │ る              └─③ 心と知識・技術のレベルUP
スタッフモチベーション│
アッププロジェクト ──┤  自分以外の人に  ┌─④ 来院者の評価をもらう
                    │  認めてもらう  ─┼─⑤ 院長の評価をもらう
                    │                  └─⑥ スタッフ内での評価をもらう
                    │                  ┌─⑦ 個人の目標を持つ
                    └─やりがいを     ─┼─⑧ 仕事を楽しむ
                       持つ             └─⑨ 経済的に満足できる
```

そしてスタッフ同士の評価によってモチベーションが上がるというのです。

これは、来院者・患者さんに喜んでもらい、院長からも信頼を得たい、スタッフ同士気持ちよく仕事がしたい、という現われではないでしょうか？

言い換えれば、個人が周りに**認められたい**という、いわゆる「**承認**」を意味するものだと考えられます。

第3は「**やりがい**」についてです。スタッフ**一人ひとりが目標を持ち**、経済的にも満足できて、楽しく仕事ができれば、「**やりがい**」があるということでしょう。

このように「モチベーション」というものは、

174

★トップやリーダーの姿勢によるもの
★周りの環境からの影響
★個人の資質によるもの（目標・経済的満足・楽しさ）

これらによって左右され、上下されるものです。

だからこそ、

リーダーシップを鍛え

外的コントロールされず

パーソナルな問題解決・目標達成のために重要な「**コーチング**」が、これからの**医院**にとっても、**会社組織**にとっても、**個人**にとっても、**必要な時代になった**といえるのかもしれません。

そして、コーチという専門職が必要としない世の中こそ、より良い社会が構築されたということの証明になるでしょう。

情報シート　　　　　　　　　　　　　　　　　　　　年　　月　　日

　　　　　　　　　　　　　　　　　　　　氏名：

◆ ④ 人材教育・育成 (コミュニケーション力・研修・学習・個別指導・その他)

◆ ⑤ ブランディング (専門分野・強み・弱み・技術・売り・サービス)

◆ ⑥ チーム (スタッフ雇用・各ブレーン・組織力)

◆ ⑦ 資金 (キャッシュフロー・自己資金・融資・リース・割賦・運転資金)

◆ ⑧ 設備 (診療機器・材料・デザイン・設計施工 (内・外装))

新規開業をお考えの先生は事業計画の目安としてこのシートを活用いただければ幸いです。

第3章　院長が身につけるべき　体（BODY）の章

〔図表19〕　　　　　　　　　　　　　　　　　　　　　　　　　　**事業計画**

【　　　　　　　　　　　　　　　　　　　　　】

◆ ① 理　　念

◆ ② 目標設定（1年後）

◆　 目標設定（3年後）

◆　 目標設定（5年後）

◆　 目標設定（10年後）

◆ ③ 戦術・戦略（計画・ターゲット・競合・システム・タイムマネジメント・広告宣伝・その他）

≪参考≫　クライアントからの手紙・アンケート回答

≪参考≫　クライアントからの手紙・アンケート回答
～自分が変われば相手が変わる～

F歯科　F先生

(1) 明確な目標達成！　レセプト枚数が300枚以上アップ

親愛なる田中コーチ。あなたに、心からの感謝の言葉を贈る。

思えばあなたとは長い付き合いだ。初めての出会いはもう何年前のことになるのだろう。今日までよくこの僕に付き合ってくれた。

あなたに最初にコーチングをしてもらったのは、去年（H17年）4月のことだったね。

最初は「コーチングなんて……」と半信半疑だった。

そんな僕が、今ではあなたのコーチングを毎月受けている。

あの時、コーチングをしてもらっていなかったら、僕は今、どうなっていることだろう。

僕は、知っての通り、仕事にものすごい自信があった。

「F歯科」はものすごく流行っていた。

この大阪市内にあって、月レセプト枚数800枚から900枚以上コンスタントにあった。ターミナルでも、駅前でさえもないのに、この「F歯科」は地域でダントツ一番、どこの歯医者よりも、ずっとずっと流行っているという自負があった。

それが一昨年、すぐ近所に新規開業が5軒続いた。すると、それまで自他ともに認める地域ダン

179

トツ一番の「F歯科」にかげりが……。

月800枚以上あったレセプトは、一挙に500枚台まで落ち込んだ。 他の流行っている歯科医院の真似をして、いろんなことをやってみた。ものすごくこわかった。いっぱいあがいてみた。

それでも、一度落ちこんでしまったレセプト枚数はなかなか回復しなかった。夜も眠れぬ日々が続いた。スタッフはもちろん、家族にもつらくあたることが多かっただろう。僕が僕でなくなっていた。でもその時、僕はそのことにさえ気づかないでいた。

そう、このままいけば、間違いなくこの僕は「こわれていた」だろう。スタッフや患者さんとの間に、営々と築き上げてきた信頼関係も壊れかけていた。家族も「壊していた」かもしれない。

そんな僕に、ある時、一条の光が差した。田中コーチのコーチングが、この僕を、救ってくれた。あなたはいつも言ってくれたね。

「先生、あなたはあなただからこそ、いいのです。あなたは誰の真似もする必要がない。そして、誰も先生の真似はできない。他の誰とでもない、あなたは、かけがえのない存在なのです」と。繰り返し、繰り返し、言葉を変え、僕にささやき続けてくれた。その言葉を聞いて、僕の心の霧は、晴れていった。

あなたは、いつも僕以上に、僕の心を見つめていてくれた。それを言葉にして、僕に伝えてくれた。自分の姿っていうのは、自分ではよくわからないものだね。心が曇っている時はなおさら。僕

180

≪参考≫　クライアントからの手紙・アンケート回答

(2) スタッフの退職がピタッと止まるコーチング

U歯科医院　U先生

① コーチングって何？（聞かれると、どう答えますか？）

クライアントがなりたい姿（ゴール）をコーチが一緒に探し出してくれ、そのゴールにクライアントが到達するのをコーチが辛抱強くサポートしてくれること。これは私の1年間のコーチングを受けた実体験からでた、コーチングの定義です。

② コーチングを受けた効果について

1年前のU歯科医院は、スタッフがどんどん辞めていく悲しい職場でありました。院長である私は「オレはこんなに頑張っているのに、お前らは何が不満なんだ」と、いつも思っていました。いろいろな問題点も、その場ですぐ伝え、相手の考えも聞かず、「オレが正しい改善点を伝えているのに、なぜ不満そうにしか、行動できないんだ」といつも思っていました。

私は、スタッフと同じ想いで、患者さんの幸せのために、医院を運営していけたらどんなにストレスなく、仕事ができるのだろうといつも思っていました。しかし実際には、私自身がどのように

僕は、自分の欠点ばかりに目をむけて、自分の良さ、長所を殺していた。ありがとう、そして、僕を認めてくれて。

僕は、そして「F歯科」は、今、よみがえった。危機を乗り越えた。

レセプト枚数は、常時850枚を突破している。

平成18年1月吉日

したらいいか、まったくわからない状況でした。本を読んだり、セミナーに出たりもしました。どうも問題は、自分が変わらなくてはいけないことは、なんとなくはわかってきましたが、どこをどのように変えたらいいのかわからない状況がしばらく続きました。そのような状況の中、田中コーチと出会えました。そして平成16年12月から、セッションが始まりました。

その年末、またスタッフが退職したいといってきました。

「オレはこんなに頑張っているのに、なんでなんだー！」

崖っぷちに立たされた正月を迎えました。新年の晴れ晴れとした年明けはまったくありません。その中で、コーチから送られてきた、ビジョンシートを記入しながら、何でなのかな？と考え、そして考え続けました。丸1日考え続けた夜に、気づきがありました。スタッフがついてこない原因は、院長である私が「オレはこんなに頑張っているのに……」という「オレ様思考」が強く、患者さんを第一に考える「患者様思考」がなかったところにあったということに！

目の前の霧が晴れました。だから、スタッフがついてこなかったんだ。じゃあ、スタッフがついていきたい院長になるためには、どうしたらいいのだろう？次々と改善点が、湧き上がってきました。この「気づき」を与えてくださったのが、田中コーチでありました。

「先生、それは先生が患者様という考え方を持っていないからですよ」という患者様思考という答えをコーチから教えてもらっても、私は自分から出てきた考えではないので、素直には受け入れ

182

≪参考≫　クライアントからの手紙・アンケート回答

られなかったと思います。

そして、コーチの力は、さらにこの後も発揮されました。自分で気づき、考え出てきた答えだから、自分のものになったのだとから具体的な改善行動に結びつけられたところにあります。

毎月記入するビジョンシートで、こうなりたい姿や夢を描きます。問題点に気づいただけではなく、そこに必要な改善行動を自分自身で考えます。そして、セッションでその結果を再確認したり、さらなる改善点を考えたり、提案をいただけたりできました。

実際に改善行動を続けるには、はじめは意識して行わなければなりません。それを無意識下で続けるためには、繰り返しの習慣とトレーニングが必要でした。そこをサポートしてくださるのが、コーチの毎月のセッションでした。

1年間、田中コーチからコーチングを受け、私自身少しずつ成長できたと思います。この1年は退職者もなく、院内も落ち着いてきました（過去5年で12人の退職者）。もちろん、院内にはまだ問題点は山積みです。しかしコーチとともに歩むことで、これからのさまざまな問題も、うまく乗り越えることができると信じております。

③ ご感想（あるがままの率直なご意見）

コーチと出会えてよかった〜。そのひと言です。今まではどのようにしたらいいかまったくわからず、1人でもがき苦しんでいる状態でした。コーチに出会えなかったら、悩みにつぶされ、自殺でもしていたのではないかと思うくらいです。

1人は辛かったです。コーチングの語源にあるように、クライアントである私の目標に向けて、

183

コーチが一緒に歩んでくださりました。

「1人じゃないんだ。コーチがいてくれているんだ」――この支えにどんなに助けられたことか。

私は、田中コーチのクライアントに対する真剣な愛を感じました。クライアントの解決能力を信じ、コーチとしてサポートはするが、指導はまったくせず、提案もクライアントに合った提案にとどめてくださっている。素晴らしいです。

これからも、よりよい人生を歩むために、私の人生のサポーターとしてともに歩んでいただきたいです。ありがとうございます。

(3) 開業当初からのサポート・笑顔を引き出すリーダーシップ

Y歯科　Y先生

私と田中さんとの出会いは、Y歯科勤務中の2002年ごろでした。田中さんはやたらと元気のいい、やたらと笑い声のでかい、いい笑顔の兄ちゃんでした！ こんなに人を笑顔に、元気にできる人になりたい！ そう思わせてくれる人でした。

★開業を意識しだしたとき、真っ先に思い浮かんだのが田中さんでした！ 夜中まで要るものをリストアップしたのをよく覚えています。

★開業時の医院理念の作成や、人材育成のはじめの一歩をともに考え、踏み出しました。何かを習ったというより、自分の中にある

★開業から2年間コーチングをしてもらいました。「想い」「開業への決意」が高まり、それに気づかされた感じです。

★へこんだときは、励ましてもらい、うまくいったときはともに手をとり、喜び合いました。

≪参考≫　クライアントからの手紙・アンケート回答

★まさに二人三脚でした。

開業当初、スタッフと私たち経営者（副院長の家内と私）の間には、大きな溝があり、院内の雰囲気は最悪でした。スタッフからは、これはしんどいから止めようなど意見が出ると、それをすべて受け入れていました。それがスタッフ満足度につながると思って……。しかし、それは勘違いでした。私自身の芯がぶれていました。厳しさがなく、甘さだけのリーダーでした。

それに気づかされたのも、コーチングを通してでした。私自身がどうなりたいのか、それを真剣に考え、向き合うきっかけになりました。

コーチングと医院理念の作成、それを落とし込んだ行動指針（クレド）の作成と毎日の唱和により、院内は一つになり始めました。しかし、何より大きいのは、私がスタッフに対し、心を開き、「聴く」姿勢を取れたこと、それ以上にスタッフが「話そう」と思ってくれたこと、信じ始めてくれたことです。

今では地域一番のチームワーク（自称）を誇る医院へと成長しました。スタッフだけでなく、私自身が、信頼できるスタッフと働ける喜びを感じながら診療しています。当然ストレスも少なくなります。

コーチングとはコミュニケーションを科学することです。コミュニケーションという言葉をその人それぞれの日本語にする、そこから始まるかと思います。一般的には「人と仲良くすること」「会話をすること」などがあります。私は「相手の立場に立って、話を聴くこと」というのが、一番しっくりきました。

このように、**一人ひとり内容は違います**。まさにオーダーメイドです。これを引き出すのが、

185

コーチの役目です。目標設定がコーチの役目のようにいわれますが、私はもっと原点を思い出させてくれるのがコーチだと思います。原点はクライアントの心の中にあるものです。それに気づかせてくれるのがコーチングです。

1日で効果が表れるものではありません。私には出ました。確実に！　少し時間はかかります。しかし、数ヵ月で劇的な変化が出ることもあります。

最後に、コーチングは2人が眉間にしわを寄せてするものではありません。とくに、田中さんのコーチングはスマイルコーチングで、笑いながら、笑わせながら、正のエネルギーに満ち溢れた空間で行われるものです。だからこそ、いい発想が生まれます。

コーチのおかげで自分は成長したと思いますし、笑顔で仕事ができるようになれました。それは、スタッフの笑顔を引き出せるコーチングができたからだと思います。すると、患者さんにも笑顔が増えてきました。さらに家族、自分も笑顔になれる、そんな循環ができました。

しかし、毎月の課題はあまり消化できない劣等生クライアントでした。私は……。

そんな私でも効果はありました。まじめな人はもっと出るかも……。

2年間、ありがとうございました。まだまだこれからも伸びますよ！　Y歯科も！　そして私自身も！

リーダーに近づけた

●あとがき

あるクライアントの先生がいわれていたことを、ふと思い出しました。

「私はエベレストではなく、日本一の富士山を目指したい!」

夢や目標は、人それぞれさまざまです。

それならテーラーメイド(オーダーメイド)な一人ひとり、一医院一医院に対して、個別に、その診療所特有の問題や目標の解決や達成のお手伝いができないか——そんな素朴な独り言のような自分への問いかけで、私のコーチング人生がはじまりました。

セミナーや講演会で、めちゃめちゃモチベーションが上がって帰っていく院長先生やスタッフの皆さんの後ろ姿を見たり、しばらくして、どこかでお逢いしたとき、

「いや~なかなか難しいですね」「続かないんですよ……やる気がね」

という言葉を何度も聞いているうちに、いつの間にか「個別にサポートしてみたい!」という種が、その時すでに芽生えていたのでしょう。

リーダーとはオーケストラの指揮者のようなものです。

世界的に有名なマエストロ、音楽監督の大野和士氏はいいます。

【コーチングの目的と主な効果について】
- ■思考の明確化　→　■問題解決力向上
- ■目標達成力向上　→　■人間力向上
- ■エネルギーＵＰ　→　■行動力ＵＰ
- ■スピードＵＰ　→　■モチベーションＵＰ
- ■リーダーシップＵＰ　→　■マネジメントＵＰ
- ■ストレス予防・防止　→　■過労・鬱の予防と防止
- ■マイナス思考の軽減・排除　→　■心のデトックス効果

「よく指揮者は"表現者"といわれるが、私はいかに人を活かすかということだと思います」

目の前の一人ひとりの最良の表現を引き出す役目をしているという氏の言葉は、リーダーとして、コーチとしての役割とまったく同じ使命を担っているのです。

１人の楽団員が、居残りでクラリネットのソロパートを練習しているのに最後まで付き合う姿勢や、本当に楽しそうに仕事をしているその姿を、周りの人たちは必ずどこかで見ています。

自らが積極的に動くリーダーだからこそ、人の情熱さえも動かすことができる、そして愛される存在として行動へと導くことができる、そんなスタッフや社員に認められるリーダーこそ、**真のリーダー**だといえるのではないでしょうか。

コーチングは、一般的には３週間単位や２〜３ヵ月単位で行われるのが主流です。"目標を達成して効果・成果といった結果を出したい！"と思われるクライアントの方々のた

188

めに、1年という長期の契約をお願いしているのは、私のところだけなのかもしれません。

しかし、ありがたいことに、どんどんとクライアントの先生やスタッフの皆さんは進化・変化され、強くなられ、笑顔になっていくのです。

そういう姿を拝見するたびに、本当にこの仕事は天職、いえ使命なのだと、我ながら誇りに思えるのです。これからも精一杯、今できることを、全力投球でサポートさせていただきたいと思っています。

最後になりましたが、今回出版にあたり、お世話になっております㈱新経営サービスの川部俊幸氏、いろいろとアドバイスをいただき、お付き合いいただいている同社の竹田元治氏、またこのようなご縁で素晴らしい機会を与えてくださった「歯科医院経営」編集長・村岡廣介氏、江森かおりさんに、この場をお借りして感謝いたします。

そして毎回、私に気づきを与えてくださるクライアントの先生方やスタッフのみなさん、いつも自分を支えてくれて元気というエネルギーを与えてくれるすべての人へ、本当にありがとうございます。

本書を最後までお読みいただきありがとうございました。また、いつかあなたとお逢いできるのを楽しみにしています。

平成21年1月10日

田中　保次

〔著者のプロフィール〕
田中　保次（たなか　やすじ）

クリニカルサポート代表、熱血パーソナルコーチ・ビジネストレーナー。平成元年歯科ディーラー入社。TOPセールス、ミリオンプレイヤーとして5年連続1億円超の売上達成。一念発起し、平成14年クリニカルサポートを独立開業。業界歴20年のキャリアを活かし、歯科・クリニックに特化したコーチングを展開する。平成13年ＣＨＰ研究会発足に参画。「コミュニケーションとは！　自立的な人材育成について学ぶ会！」として、3年間の活動で計500名以上300医院以上の参加をサポート。平成14年クリニカルサポートのコーチング部門「歯科・医院・クリニック専門コーチング」として、本格的コーチング活動を開始する。現在、歯科開業コンサルティング、歯科クリニック専門コーチングに加え、さまざまな企業・店舗のコーチング、エグゼクティブ（個人）コーチング、グループ（スタッフ）コーチング、社員研修、マナー・接遇、セミナー講師として活躍中。平成21年1月より「コミュニケーション達人の会Ｃ's（シーズ）」を発足。

【連絡先】クリニカルサポート
〒547-0034　大阪市平野区背戸口1-14-7
TEL & FAX 06-6707-9325
http://www.coach-lp.com

〔歯科医院経営実践マニュアル〕
成功する院長は人間関係づくりがうまい

2009年3月10日　第1版第1刷発行

著　　者　　田中　保次

発　行　人　　佐々木一高

発　行　所　　クインテッセンス出版株式会社
東京都文京区本郷3丁目2番6号　〒113-0033
クイントハウスビル　電話　(03) 5842-2270（代　表）
(03) 5842-2272（営業部）
(03) 5842-2280（編集部）
web page address　http://www.quint-j.co.jp/

印刷・製本　　サン美術印刷株式会社

©2009　クインテッセンス出版株式会社　　　禁無断転載・複写
Printed in Japan　　　　　　　　　落丁本・乱丁本はお取り替えします
ISBN978-4-7812-0065-1　　C3047

定価はカバーに表示してあります

● 今、「歯科医院経営」が注目の的！●
関連書籍のご案内

〔歯科医院経営実践マニュアル　vol.10〕
スタッフの早期戦力化と
やる気を高めるコーチング技法

■山田　和宏著（㈱ブライソン経営研究所代表取締役）
■168ページ／モリタコード805232

　スタッフの成長に不満をもつ院長先生に、コーチングのプロが目に見えて効果の上がるスタッフ指導のコツを紹介。コーチングの概念や実践ステップ、その実践に必要なコミュニケーションスキルを公開。

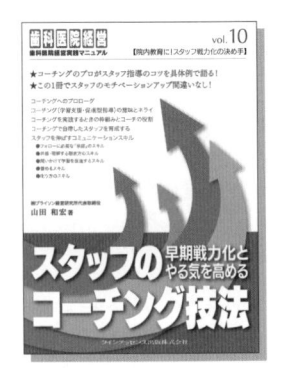

〔歯科医院経営実践マニュアル　vol.11〕
院長もスタッフも生き活き！
小さい組織で大きな成果を生み出す
実践ステップ

■齋藤　勝美著（㈱創造経営センター）
■160ページ／モリタコード805237

　「生き活きと生活・仕事をするスタッフを、どう育てるか」「組織の中心にいる院長のリーダーシップはどうあるべきか」が一読で、すっきり納得！

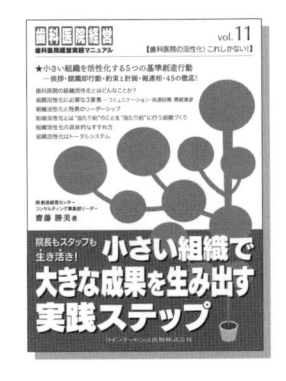

〔歯科医院経営選書〕
"できる"スタッフが育つ
コミュニケーション術

■安藤　正遵著（安藤歯科クリニック院長）
■200ページ／モリタコード805285

　開業初期から、モチベーションの低いスタッフ、"できない"スタッフに悩んできた著者が、苦悩の末につかんだ面接の成功法則、人材育成の鉄則、"できる"スタッフに育てるコミュニケーション術を語る。

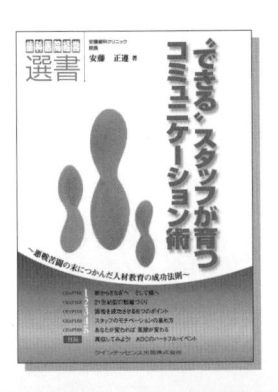

●サイズ：A5判　●128〜200ページ　●定価：2,100円（本体2,000円・税5％）

クインテッセンス出版株式会社
〒113-0033　東京都文京区本郷3丁目2番6号　クイントハウスビル
TEL. 03-5842-2272（営業）　FAX. 03-5800-7592　http://www.quint-j.co.jp/　e-mail mb@quint-j.co.jp